张怀亮处方精选

主　编：张怀亮　王松鹏　刘贯华　张伟立

副主编：杨彦伟　王永涛　王双双　李　焱
郭子华

编　委：杨克勤　张道培　张　杰　张怀楠
何　山　徐　进　梁雅春

山西出版传媒集团　山西科学技术出版社

·太原·

图书在版编目（CIP）数据

张怀亮处方精选 / 张怀亮等主编. — 太原：山西科学技术出版社，2023.9

ISBN 978-7-5377-6268-7

Ⅰ. ①张… Ⅱ. ①张… Ⅲ. ①医案—汇编—中国—现代 Ⅳ. ①R249.7

中国国家版本馆CIP数据核字（2023）第141005号

张怀亮处方精选
ZHANGHUAILIANG CHUFANG JINGXUAN

出 版 人　阎文凯
主　　编　张怀亮　王松鹏　刘贯华　张伟立
责任编辑　郝志岗
封面设计　吕雁军

出版发行　山西出版传媒集团·山西科学技术出版社
地址：太原市建设南路21号　邮编：030012
编辑部电话　0351-4922072
发行部电话　0351-4922121
经　　销　各地新华书店
印　　刷　山西基因包装印刷科技股份有限公司

开　　本　890毫米×1240毫米　1/32
印　　张　6.75
字　　数　128千字
版　　次　2023年9月第1版
印　　次　2023年9月山西第1次印刷
书　　号　ISBN 978-7-5377-6268-7
定　　价　36.00元

前言

张怀亮教授出身于五代中医世家，自幼跟从祖父侍诊，熟读《药性赋》《濒湖脉学》《汤头歌诀》等中医著作，背诵《黄帝内经》《伤寒论》的经典条文，弱冠之年即开始行医，屡获邻里乡亲的赞誉。为系统学习中医，1978年考入河南中医学院（现河南中医药大学），上学期间勤奋刻苦，对于中医经典，多通篇成诵，终日穷研医理，务求精通，为日后临床打下了坚实的基础。1983年毕业后因成绩优异而被留院，一直在河南中医学院第一附属医院（现河南中医药大学第一附属医院）从事临床工作。张怀亮教授长期坚持边学习边临证，博览群书，汲取诸家临证精华，不断提高医术水平，先后拜多名老师学习，对其影响较大的有全国著名中风病专家李秀林教授、国医大师张磊教授、辽宁省名中医白长川教授。张怀亮教授在继承前人经验的基础上不断创新，逐渐形成了自己独特的辨证施治风格。

本书是以“张怀亮全国名老中医药专家传承工作室”为依托，对张怀亮教授门诊处方进行重点收集、归纳和整理，凝练学术思想，整理对应临证医案。在编写体例上以张怀亮教授“临证医案”为主线，以“处方实录”为主题，以“学术思想、组方特色”为中心进行编撰，力求概念明确、重点突出、思路清晰、简明准确、深入浅出、启迪思考，着力于中医思维能力的培养，实现张怀亮教授学术思想和临床经验的有效传承。

本书分为张怀亮教授学术思想和处方精选两个部分。其中学术思想部分重点介绍张怀亮教授临证注重四诊合参及诊疗心得，学术思想内涵及学术经验总结；处方精选部分分为感冒、咳嗽等34种临床疾病。每个处方实录一诊均按照病人基本情况、主诉、现病史、舌诊、脉诊、辨证、处方等详细介绍。本书的特色之处在于将张怀亮教授的学术思想、组方特色贯穿于每个处方解读以及医案的诊疗过程中，充分体现了名老中医的诊断、辨证、组方用药思路。药物虽多，错落有致，层次分明，可使读者有效掌握名老中医的处方和诊疗经验。本书意在为临床医师提高专业水平提供良好的参考素材。

由于编写时间仓促及编者水平所限，虽然尽心尽力，却不能尽善尽美，敬请专家同道提出宝贵意见，以便我们进一步改进和完善。

本书编写组

目录

第一章

张怀亮学术思想

张怀亮教授出身于五代中医世家，自幼跟从祖父侍诊，熟读《黄帝内经》《伤寒杂病论》《汤头歌诀》等中医经典，弱冠之年即开始行医，屡获邻里乡亲的赞誉。他为系统学习中医，1978 年考入河南中医学院（现河南中医药大学），上学期间勤奋刻苦，对于中医经典多通篇成诵，终日穷研医理，务求精通，为日后临床打下了坚实的基础。1983 年毕业后因成绩优异而被留校，一直在河南中医学院第一附属医院（现河南中医药大学第一附属医院）从事临床工作。工作以来，长期坚持边学习边临证，博览群书，汲取诸家临证精华，不断提高医术水平，先后拜多名老师学习，对其影响较大的有河南省中风病专家李秀林、国医大师张磊、辽宁省名中医白长川。三位老师均为中医临床大家，其中李秀林老师因治脑病而出名，他创立的“中医脑病辨治十法”在医界影响甚广；张磊老师因治杂病而出名，他崇尚《黄帝内经》，治学严谨，知识渊博，注重辨证论治，形成了自己独特的临证思维模式，即“辨证思维六要”，并总结出非常实用的内科杂病治疗八法，在河南中医界影响很大；白长川老师对于治疗热病及疑难杂症有很深的造诣，他善用经方，并灵活运用对药，颇有施今墨遗风，同时他重视在古方药物的配伍中糅合中药的现代药理学研究，以期追求临床疗效的最大化。张怀亮教授在继承前人经验的基础上不断创新，逐渐形成了自

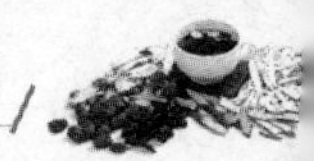

己独特的辨证施治风格，现对其学术思想探讨如下。

第一节　学宗经典　旁参诸家

一、学经典，做临床，须多思多悟

张怀亮教授常说："中医经典是临床的基础，对临床具有很大的指导意义，每一位学中医的人都必须重视经典，认真学习经典，并将其运用到临床中去，然后再学习，再应用，如此反复，这其中必须注意多思考多领悟，只有这样才能学好经典，才能在中医方面有所建树。"张怀亮教授本人非常注重经典的学习，《黄帝内经》《难经》《神农本草经》《伤寒杂病论》这些经典著作，是他翻看频率最高的，临床遇有疑难病，多从这些经典书籍中寻找突破点，特别是《伤寒杂病论》，张怀亮教授更是推崇之至，他曾感慨道："临证几十年以来，无数遍地学习《伤寒论》《金匮要略》，每一遍学习均有新的感悟，都对临床水平是一次新的提高。"他认为要学好仲景之学，首先要把书中的条文掌握熟练，特别是《伤寒论》中的条文，其辨证体系相对完整，临床的实用价值很大；其次要善于思考、领悟条文深层次的含义，理清条文之间的相互关系，努力把条文用活。

如张怀亮教授曾会诊一住院病人。女，60岁，体胖，面色㿠白，每天白天小腹发热，余无所苦。曾找多名中医治疗，效不佳。张怀亮教授会诊后认为是“阳气浮越于外，不归本位”而致，予干姜附子汤加生龙骨、生牡蛎，7剂而愈。仲景云：“下之后，复发汗，昼日烦躁不得眠，夜而安静，不呕，不渴，无表证，脉沉微，身无大热者，干姜附子汤主之”，条文看似与“小腹发热”无丝毫关系，然张怀亮教授认为该病人小腹发热白天明显、晚上减轻，与条文中“烦躁”的昼日明显、夜而安静机理相同，故可以把“小腹发热”理解成条文中的“烦躁”。再如《金匮要略》云：“妇人脏躁，喜悲伤欲哭，象如神灵所作，数欠伸，甘麦大枣汤主之”，张怀亮教授最初将本方用于情绪易激动、容易哭泣的病人，此类证候多见于更年期的女性，经临床验证疗效很好。后来，随着对条文理解的深入及自己的不断领悟，现在将本方广泛应用于“虚烦”病人。所谓“虚烦”，既不是心火旺盛的烦、肝郁化火的烦，也不是痰火扰心的烦、阴虚火旺的烦，而是没有明显辨证指征“脏无他病”的烦，这种“虚烦”现在临床上很常见，在辨证基础上加用本方，效果明显。

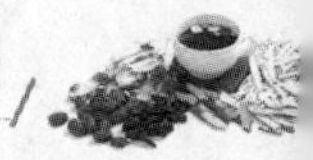

二、参诸家，辨真伪，要灵活变通

张怀亮教授不仅重视经典，还非常注重后世诸家之学，他多次告诫我们："一个人的能力是有限的，要做一名好的中医，必须多看书，多学习中医前辈们的经验，认真领悟，为我所用，才能不断地提高自己的医术水平，治愈更多的病人。"对于后世诸家的经验，张怀亮教授认为，首先要辨真伪，中医书籍汗牛充栋，各代各家众说纷纭，其中精华有之，糟粕亦有之，所以对于诸家之学，必须观其所言，思其机理，然后验之临床，以辨其真伪。其次，要注意灵活变通，对于诸家学术之精华，应根据临床实际情况，或运用其理论，或运用其方药，要注意变通，不可盲目照搬。张怀亮教授临床中运用历代诸家理论、经验的案例随处可见，如受朱丹溪"阳常有余，阴常不足"理论及其《相火论》的影响，在临证中注重顾护阴液、清相火。其经验方三调汤、四调汤即是很好的体现，三调汤组成为：柴胡、黄芩、当归、白芍、炒白术、茯苓、枸杞子、炒酸枣仁、龙眼肉、炙甘草，从心、肝、脾三脏论治，具有疏肝清热、养心健脾的作用，再加熟地黄、黄柏为四调汤，即加用滋肾阴、清相火之品，以兼顾肾，故名四调汤。三调汤、四调汤临床用于治疗不寐、头晕、头痛、焦虑等病，效果很好，是张怀亮教授的常用方，分析其药物组成，除疏肝健脾之外，方中很大成分是在养阴，并兼顾相火。再如张怀亮教授治疗头痛的常用方解郁清空汤（柴胡、黄芩、连翘、菊花、桑叶、薄荷、苦丁茶、夏枯草、藁本、白芷、荷叶、白茅根），该方来源于《止园医话》，原书云："治偏头痛极灵，屡试屡验也"，后经岳美中临床验证，用于治疗风热上攻的偏正头痛，确实效果良好。张怀亮教授基于前人的经验，应用时加用柴胡一味，合方中黄芩有小柴胡之意，既提高了原方的疗效，又明显扩大了本方的应用范围。

第二节　四诊合参　别具心得

四诊是中医辨证的依据，四诊所得症状、体征的真假、详细程度直接决定着治疗的效果。张怀亮教授临证注重四诊合参，并根据自己多年临证经验，别具心得。

一、不可忽视细节

中医诊断很强调"见微知著"，这个"微"是指细微的变化，也就是细节，临床中要想把证辨准，就必须注重细节。这

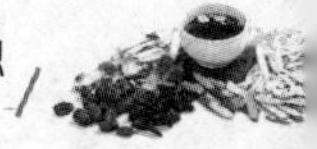

里说的细节是指对于具有辨证价值的症状、体征的收集越详细越好。张怀亮教授临证中非常注意细节，如诊治不寐病人，患者多梦，张怀亮教授就会进一步询问是做一般梦还是噩梦，如果是一般梦，为心不藏神所致，治疗时应注意根据病人的具体情况选用龙眼肉、柏子仁、莲子、朱砂、龙齿等归心经的药物；如果是噩梦，说明是肝不藏魂，治疗时则应加入珍珠母、生地黄、生白芍、牡丹皮等镇肝、养肝、清肝之品。又如治疗牙痛，不仅询问有没有牙龈红肿、牙齿松动、加重诱因等，还要进一步询问具体是哪一个牙齿疼痛，因为据《疡医大全》记载："上四门牙属心，下四门牙属肾，上二侧牙属胃，下二侧牙属脾，上左尽牙属胆，下左尽牙属肝，上右尽牙属肺，下右尽牙属大肠"，不同的牙齿疼痛，所属的脏腑不同，治疗方药自然也不同。再如患者口干，要询问患者口干想不想喝水，如果想喝水，则需要进一步询问是想喝凉水还是热水。假如患者诉咽痛，就必须望诊一下咽部，看咽部红或不红，如红则又需分清是鲜红、暗红或是淡红等。看似极不起眼的细节，却往往对辨证起极大作用，所以张怀亮教授认为细节可以决定成败。

二、注意辨别症状、体征的真与假

仲景云："病人身大热，反欲得近衣者，热在皮肤，寒在骨髓也；身大寒，反不欲近衣者，寒在皮肤，热在骨髓也。”临床中，很多时候，患者提供的症状并不一定反映疾病的本质，甚至刚好与本质相反，症状有真假，脉象亦有真假。因此，作为临床医生应认真辨别，排除假象的干扰，才能发现疾病的本质。记得张怀亮教授曾治疗一咳嗽病人，患者王某，男，58岁，1周前无明显诱因出现咳嗽，咳痰，痰白质黏难咯，咳嗽白天明显，晚上减轻，伴全身乏力，耳鸣，无恶寒发热，大便偏干，1~2日1行，饮食喜凉，平时易上火，喜食辛辣之品，舌淡暗，苔厚腻，脉沉弦紧。本患者咳痰色白，再看其舌象及脉象均支持寒证，但张怀亮教授却认为以上这些症状、体征只是一种假象，原因在于患者饮食喜凉、易上火，提示体内有热，并且本患者咳嗽白天明显，中医认为日咳三焦火，夜咳肺家寒，说明其三焦有热。所以治疗从三焦入手，清其痰化其热，方用小柴胡汤加减，处方为：柴胡10g，黄芩12g，清半夏9g，陈皮10g，郁金15g，牛蒡子15g，射干15g，芦根30g，荆芥12g，炙紫菀15g，海浮石15g，炙甘草15g。5剂。患者服用后果如张怀亮教授所言，药尽病愈。

三、重视阴性症状

张怀亮教授将症状分为阳性症状、阴性症状及中性症状，

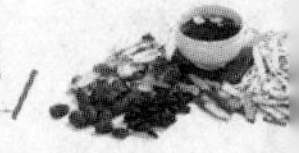

认为阴性症状为重中之重，临证中必须格外重视。具体而言：①阳性症状，即指具有定位、定性作用的症状。如心悸定位在心，咳嗽定位在肺，脉弦定位在肝，喜热饮定性为体内有寒，喜凉饮定性为体内有热等，这些均属于阳性症状。临床中，把阳性症状弄清楚对于辨证有很大帮助。以胁痛为例，胁痛为具有定位作用的阳性症状，《寿世保元》云：“肝在右，其应在左，肺在左，其应在右”，人面南而立，左升右降，肝应春主升，肺应秋主降，故左胁痛属肝，右胁痛属肺，又因肝经布两胁，所以肝病也可引起右胁痛。综上，如左胁痛，可考虑从肝治，右胁痛可考虑从肝、肺治。②阴性症状，指对鉴别诊断有帮助的症状。还以胁痛为例，患者胁痛、脉弦均为阳性症状，定位于肝，如伴有口苦，说明肝郁化热；伴有口黏、舌苔黄腻，说明肝胆湿热；如胁痛明显，呈针刺样，夜晚加重，说明瘀血阻滞肝络；如伴有口渴、少苔、脉弦而细，说明肝阴不足，肝络失养。以上这些伴随症状即为阴性症状，可以看出，阴性症状对于最终的辨证定型具有决定性作用，因此，张怀亮教授在临证中非常注重阴性症状。③中性症状，指除阳性症状、阴性症状以外的症状，如中风的失语、肢体抽搐、肢体瘫痪等，这些症状既无定位意义，也无定性意义，对辨证也无鉴别价值，但却客观存在，甚至可能为患者的主要痛苦所在。通过对以上前两类症状的辨证施治，这类症状亦会逐渐消失。

第三节 辨证精细 另有创新

张怀亮教授曾云：“中医临床辨证是众多辨证要点综合而来，一个有经验的医生，就是熟练掌握了众多辨证要点，在辨证施治中熟练地选择适应该患者的辨证施治要点，进行快速的辨证分型。”张怀亮教授医术高明，医德高尚，多年来深受病人的信赖，口口相传，知名度很高，平时坐诊门诊量很大，半天能看六七十人，虽然病人较多，但决不敷衍病人，相反张怀亮教授辨证极其精细，遇有疑难病时，更是反复问诊，不放过每一个细节，有时甚至诊脉两次，所以其上午门诊通常能坐到下午一两点钟，下午门诊则往往到七八点钟才结束，其他诊室早已空无一人，随诊的学生也已觉疲惫，但张怀亮教授仍孜孜不倦，精力充沛。在张怀亮教授看来，中医辨证是一件非常有意思也非常有意义的事情，只有辨证对了，病人才会得到有效的治疗。在长期的临证中，张怀亮教授形成了自己独特的辨证思路。

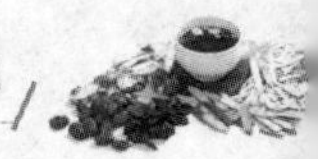

一、重视情绪、心理因素

一个时代有一个时代的发病特点，现代人生活压力较大、工作紧张，导致焦虑、抑郁等心理疾病越来越多。跟随张怀亮教授出诊，会发现有很多患者被诊为郁证，他们或失眠、或头晕、或头痛、或胸闷、或症状千奇百怪、或有基础病、或无基础病等，这类病人通常曾在多处诊治而疗效不佳，在张怀亮教授看来，可能都是情绪、心理作用在作怪，切脉开方之后，常常会开导病人以辅助治疗。如 2015 年的一位患者因胸闷、胸痛、心慌、呼吸困难、濒死状经“120”救护车急送入我院急诊科，邀请张怀亮教授会诊，经了解病情、病史及发病经过后，诊断为惊恐发作，以前该患者曾多次发病，均急诊入院经药物治疗后缓解。经张怀亮教授心理疏导后，并未用药，患者情绪趋于常态，情绪稳定，呼吸平稳，胸闷、胸痛、心慌消失。

二、重视隐性病机

张怀亮教授将病机分为显性病机和隐性病机。显性病机即有症状有辨证依据的病机，也就是我们平时所说的病机，如口苦、咽干、目眩可以辨证为少阳病，咳嗽、咳吐黄痰、苔黄腻、脉滑数可以辨证为痰热蕴肺等。隐性病机则很大程度上是对病人体质上的一种把握，如患者平时易上火，说明患者非实热之体即为阴虚之体；再如《素问·阴阳应象大论》有云："年四十，而阴气自半也"，女子四十岁以上，多有阴血不足，在使用温补药时要注意加用滋补阴血的药物，避免化燥伤阴；又如病人不耐寒说明气虚，不耐热说明血虚，不耐寒热说明气血两虚。张怀亮教授将隐性病机的重要性归纳为以下 4 点：①决定病人有没有多病因、多病机、多病位；②决定辨证的准确性；③决定疾病的转归；④决定病人服药后有无副作用或副作用的大小。例如张怀亮教授曾诊治一患者，男，56 岁，体质壮实，无有所苦，但求脉诊，自诉前医为其诊脉后言其内虚，让其服六味地黄丸，但患者服后自觉上火，看其舌淡红苔薄白，脉象并无虚象，口不苦、不渴、不黏，几无从辨证，仔细询问后，患者诉平时饮酒较多，并且进食火锅后即腹泻，乃恍然悟之，该患者乃湿热之体，因六味地黄丸偏于滋腻，服后加重湿邪，故易上火。于是处方葛根芩连汤合平胃散，患者服用 7 剂后自觉浑身轻松，再吃火锅后腹泻未发。本案患者症状并不明显，一时无法辨证，关键在于把握住了患者"湿热之体"这一隐性病机，故疗效满意。

三、创立新型的三焦辨证体系

张怀亮教授总结目前临床上一些多发病、常见病的发病特

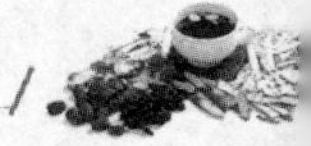

点，经过长期摸索及大量临床验证，创立了新型的三焦辨证体系，此辨证体系与吴鞠通创立的三焦辨证不同，他立足于气、血、津液的运行，是将三焦理论与六经辨证以及脏腑辨证相结合而创立的新的辨证体系。该辨证体系的主方为宣达汤，宣者宣发，达者条达，意在使气、血、津液的运行顺畅无阻，方由小柴胡汤、温胆汤、活络效灵丹加减而成，具体药物组成有：柴胡、黄芩、半夏、陈皮、枳实、竹茹、茯苓、当归、丹参、炙甘草。方义：小柴胡汤能和解少阳，条达枢机。少阳者，手少阳三焦和足少阳胆也；三焦为“决渎之官”，又为“原气之别使也”“水谷之道路，气之所终始也”，它是气、血、津液运行的通道；胆为“中正之官”，且“凡十一藏取决于胆也”，它又为“中精之府”，能储存和排泄胆汁，总之，胆与人的情绪、气机、消化关系密切。小柴胡汤不仅能调节胆的功能，还能条畅气、血、津液的运行，如仲景所云：服小柴胡汤后“上焦得通，津液得下，胃气因和，身濈然汗出而解”即是明证。选用温胆汤，主要从三方面考虑：一是本方为祛痰化湿的常用方，痰湿阻滞，自然影响气、血、津液的运行，津液运行不畅，也会生痰生湿生饮，所以用本方能祛除三焦之中的痰湿，能调节人体津液的运行；二是本方中有枳实、陈皮、半夏之品，能辅助小柴胡汤调节人体的气机；三是该方取名“温胆”，自然能治胆，主要是通过治胆来调节人的精神、情绪。综上，两方合用，既相辅相成，又使治疗范围明显扩大，再加入活络效灵丹者，是照顾瘀血的一面，气、血、津液相互影响，一有阻滞必然影响其他二者的正常运行。如此三方合用，再根据病人具体情况稍作加减，即能达到三焦通畅无阻之作用。

现代人工作、生活压力大，情绪不稳定，导致气机郁滞、胆火内郁者多；暴饮暴食、晚上进食过多、活动锻炼少，导致痰湿体质者多；气机郁滞、痰湿阻滞又会影响血液的运行，最终导致三焦气、血、津液运行受阻，可以诱发诸多疾病。临证中，张怀亮教授广泛运用该辨证体系治疗多种疾病，如眩晕、头痛、不寐、郁证等，均取得了极好的疗效。现举一例说明张怀亮教授应用该辨证体系的思路：马某，男，46 岁，面部反复过敏，每起红色风团，瘙痒难忍，口黏，每晚 11 时之后（入睡前）双侧鼻塞不通，以左侧为甚，舌质暗红，苔薄白，脉弦兼有涩象。辨证过程：①过敏仅限于双侧面部，与足阳明胃经有关；②夜间 11 时之后鼻塞不通，肺开窍于鼻，11 时属子时，子时属足少阳胆经，子时为阴阳交替之时，阴阳之气不相顺接，从脏腑而论，胆主降，少阳胆气不降，则肺胃之气皆不降，肺气不降则鼻塞，胃为阳明燥土，胃气不降则郁而生热，故表现为面部瘙痒，肺主皮毛，其病也与肺金相关；③双脉弦而兼涩

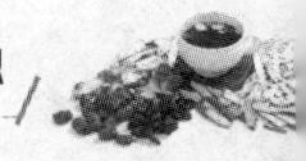

象，弦为少阳病主脉，涩则主血行不畅；④口黏为痰湿之象。综上，辨证为少阳郁遏，三焦失于宣降。治疗宜和解少阳，宣畅三焦，化痰和血。处方予宣达汤加白鲜皮30g。7剂。

第四节　喜用经方　方药考究

一、用经方讲求一“活”字

张怀亮教授是地道的经方派，临证以擅用经方出名，经常有经方学会议邀请其讲授应用经方的经验，在业内影响很大。张怀亮教授经常给我们讲：“学习经方要了解经方的方义，以及每味药物的性味、功能主治，要掌握每个经方的适应证候，既要遵守原方、原量、煎药、服药及调护方法，又不墨守成规，要勇于创新，根据病人的年龄、性别、胖瘦、虚实寒热、病情及体质差异，灵活化裁，或增或减，或复方合用，使方与证符、方与病符。用经方讲求一个‘活’字，切忌经方不可调、不可加减的陈规旧习，自行束缚手脚。”临证中，张怀亮教授应用经方极其灵活，或单用、或合用、或守原方、或稍作加减、或经方与时方合用等，往往效如桴鼓。如张怀亮教授曾治疗一例右下肢红肿伴发热的病人，患者自行使用抗生素无效，住某省级医院按感染更换抗生素治疗后仍无效，后找张怀亮教授诊治，予麻杏薏甘汤7剂后热退肿消。又如张怀亮教授有一研究生，女，24岁，秋冬季节遇风、遇冷空气后双手肿胀10余年，每年秋冬季节手、足、耳必患冻疮，平素怕冷、怕风，手足不温，月经量少，色淡暗，有瘀块，纳眠可，二便调。就诊时正值冬天，右手已患冻疮，舌淡暗，舌苔腻微黄，脉弦紧滑。既往曾服用过当归四逆汤之类方无效。张怀亮教授用当归四逆汤合小柴胡汤加减，处方为：当归15g，桂枝15g，芍药15g，细辛15g，通草15g，柴胡10g，黄芩12g，半夏9g，苍术10g，黄芪30g，丝瓜络15g，白芥子15g，竹茹15g，川芎15g，炙甘草6g，生姜3片，大枣3枚。患者服上方3剂后手足转温，4剂冻疮已渐消，继服原方5剂后症状完全消失，至今已6年矣，患者再未犯过本病。治疗冻疮选当归四逆汤乃常法，大多医生都能想到，但能加用小柴胡汤者恐怕不多矣，细辛敢用到15g的医者也不多见，若不是对病情、对药物有精准的把握，是不敢如此用药的。

二、选方要“准”，用药要“巧”

还记得以前随张怀亮教授坐诊时遇一男性病人，患眩晕多

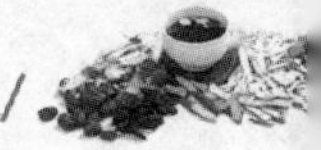

月，在当地治疗无效，专门从南阳来郑州诊治，张怀亮教授望闻问切后处小半夏加茯苓汤原方：清半夏 15g，茯苓 30g，生姜 5 片。患者拿到处方后非常吃惊，言跑几百里路来省城看病所得到的处方竟如此简单，不免有些怀疑，张怀亮教授解释一番后，方将信将疑而去。2 个月后患者再次来诊，不过这次不是复诊，而是陪同他的亲戚看病，询其病情，对张怀亮教授赞不绝口，言上方共服用 7 剂就已痊愈。类似的病例非常多，又如张怀亮教授曾治疗一反复头痛病人，药仅生石膏、白芷、川芎 3 味，效果却非常好。张怀亮教授常教导我们，选方开药，决不是方越大越好，也不是量越大越好，关键要适合病情，选方讲求一“准”字。方选好了，每味药用多大量，如何加减，则要讲求一“巧”字，要学会扬其长避其短，以药物之偏纠正机体的阴阳之偏，使二者尽量吻合，发挥药物的最大效能，以激发人体自愈的最大潜能。如张怀亮教授临床用逍遥散时，若是遇到更年期患者潮热汗出时，常把柴胡换成川楝子，因柴胡有发汗解表的作用，于“潮热汗出”不利，换成川楝子后不仅无此副作用，其既疏肝又清热，更适合患者的病情。又如治疗郁证时常加风药，仅一两味，量亦不过三五克，取其“吹嘘流动”之用，这一巧妙之举，让整个方子跟着“活”起来，临床疗效往往大幅增加。

三、守方、更方彰显医者水平

张怀亮教授常说："医生治疗一种疾病，应努力做到对该病有整体上的把握，这个病大概多久能治愈？初诊用什么方？用这个方后大概能起到什么效果？下次是守方加减或是更方服用？医者要能做到心中有底，这是对医者更高程度的要求。这其中效而守方、不效更方、效而更方、不效亦不更方，是对医者能力的一种考验，特别是后两种，更能彰显医者的水平。"张怀亮教授临证中，每次守方、更方均努力做到恰到好处，甚至还经常见到患者一次就诊开出两张处方者，可见张怀亮教授对许多疾病的把握早已胸有成竹。如张怀亮教授曾治疗一男孩，13 岁，反复化脓性扁桃体炎 1 年半，频繁时 1 月能发作 2~3 次，经常是这次发作刚好几日便又发作，每次发病均高热、咽痛，曾咨询多家医院均建议行扁桃体切除术，但家属担心术后影响孩子免疫力拒绝手术治疗，后经他医推荐来找张怀亮教授治疗。望闻问切后，张怀亮教授开出两张处方：①黄柏 30g，砂仁 21g，炙甘草 15g。先服 3 剂，继用下方。②柴胡 10g，黄芩 12g，牛蒡子 15g，桔梗 10g，玄参 15g，麦冬 15g，桑白皮 15g，地骨皮 15g，白茅根 15g，生甘草 10g。7 剂。依法服用后患者化脓性扁桃体炎竟不再复发。

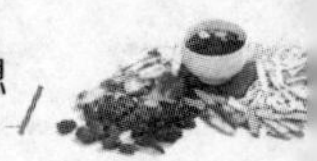

第五节　重视脾胃　擅治杂病

张怀亮教授本为神经内科医生，临床中以擅治眩晕、中风、不寐、头痛、郁证等出名，随着名气的不断增大，其他内科病，甚至妇科、皮肤科、儿科患者慕名前来求治者也很多，久而久之，张怀亮教授在治疗各科杂病方面积累了丰富的经验。张怀亮教授多次教导我们："神经内科疾病也好，其他各科疾病也好，中医治病，必须重视脾胃，首先要弄清脾胃的基本功能，其次，要明白脾胃在杂病治疗中的意义，做到心中有底，方可攻克顽疾。"

一、纳运和升降是脾胃的基本功能

张怀亮教授认为脾胃的功能主要是纳运和升降。所谓纳运，即胃主受纳脾主运化，通过脾胃的纳运来完成饮食物的消化；所谓升降，即脾主升清胃主降浊，通过脾胃的升降来完成饮食物的吸收及糟粕的排泄，不仅如此，脾胃的升降对人体气机的影响也很大，被称为人体气机升降的枢纽，脾升则肝肾皆升，胃降则胆肺俱降。纳运和升降既相互配合又相互影响，纳运是升降的基础，没有脾胃的受纳运化，升降就没有物质来源；升降是纳运的动力，脾的升清为纳运提供营养支持，胃的降浊为纳运提供场所。病理状态下，因脾为阴土，脾病则运化升清无力，痰湿生焉，所患病多虚、多寒、多湿、多痰。因胃为阳土，胃病则受纳和降失司，而成腹胀、纳差、便秘等病，所患病多实、多热。临床上，很少脾或胃单独受病，往往同时受病，或互为因果，所以脾胃病往往虚实错杂、寒热夹杂。因此治疗脾胃病必须注意把握其中的虚实寒热，假以药物恢复其纳运、升降功能。如张怀亮教授曾治一患者王某，女，化疗后腹泻 1 月余，伴纳差，乏力，腹胀，他医曾用参苓白术散加减治疗 1 周无效，来找张怀亮教授诊治。王某舌淡苔腻稍黄，脉沉细。初诊考虑脾虚胃滞、湿郁化热，以半夏泻心汤加减。处方：党参 30g，清半夏 30g，黄芩 5g，黄连 3g，干姜 10g，砂仁 15g，炙甘草 15g，大枣 3 枚。3 剂。二诊，患者诉上方服 1 剂腹泻即止，现纳食好转，乏力消失，唯午后腹胀明显，后半夜缓解，平素畏寒，半年前行结肠癌手术，术后易出虚汗，饮食畏凉，夜眠易醒，舌质淡，苔白腻，脉沉细。热去湿减，转以健脾益气、调和营卫为主。处方：党参 15g，黄芪 30g，炒白术 15g，茯苓 15g，炒白芍 15g，桂枝 10g，制附子 15g（先煎），砂仁 15g（后下），炙甘草 15g，大枣 3 枚，生姜 3 片。3 剂继服。

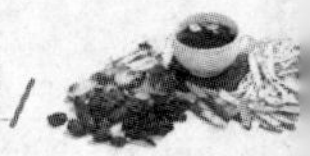

二、重视脾胃在内伤杂病中的作用

《素问·五脏别论》云：“胃者水谷之海，六腑之大源也。”《素问·玉机真脏论》亦云：“五脏者，皆禀气于胃，胃者五脏之本也。”脾胃作为“后天之本”，在五脏六腑之中占有非常重要的位置，在疾病的发生、发展过程中发挥着巨大作用。首先，脾胃为气血生化之源，五脏六腑、四肢百骸所需的营养很大程度来源于脾胃，脾胃受病后，气血生化乏源，可引起一系列的疾病。其次，脾为生痰之源，脾胃受病后，痰湿内生，亦可引起一系列的疾病。再次，脾胃作为气机升降的枢纽，具有调节人体气机的作用，枢纽功能失调，也会引起许多疾病。正如李东垣云：“内伤脾胃，百病由生”，因此，临床治疗内伤杂病，必须重视脾胃，故而李东垣又云：“善治者，唯有调和脾胃”。

张怀亮教授特别指出，临床上许多疾病，无论初发于何脏何腑，均有可能影响到脾胃，正如仲景所云：“夫治未病者，见肝之病，知肝传脾，当先实脾”。在治疗内科杂病中注意顾护脾胃，可在一定程度上延缓或改变疾病的进程，所谓“有胃气则生，无胃气则亡”。只要脾胃功能正常，疾病就相对稳定，观察临床中许多临终病人，往往缘于脾胃的衰败。倘医者之前时时注意顾护脾胃，或不至于过早如此，这在肿瘤病人中体现最明显，医者应以此为戒。

第六节　衷中参西　汲取新知

张怀亮教授虽然出身中医，但对西医并无门户之见，反而经常教导我们，想要成为一个好的中医，必须把西医学好，为中医服务。他本人更是身体力行，在工作之余，除学习中医之外，经常阅读西医方面的书籍，无论在病房查房或门诊坐诊，说起某种疾病的诊断、治疗，都非常系统，他的西医功底让许多西医同道都敬佩不已。他认为，做一名中医，应做到以下几点：

一、必须正视中医的不足

张怀亮教授常教导我们，中医虽然具有很大的优势和长处，但也有其局限和不足，中医的不足之处在于无法判断疾病的预后，不了解疾病的性质，无法有效判断疾病的轻重。以咳嗽为例，引起咳嗽的原因有急慢性支气管炎、咳嗽变异性哮喘、反流性食管炎、上气道咳嗽综合征、支气管扩张、肺部感染、肺结核、肺癌等，这些病经过治疗，绝大多数能治愈，如果不了

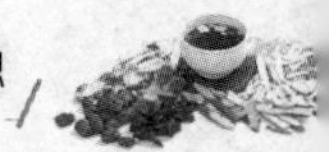

解西医，分不清何因引起的咳嗽，常犯经验主义的错误，到时不但治愈不了咳嗽，还可能延误病情，错失最佳治疗时机。

再者，尽管中医拥有望闻问切四种诊断疾病的方法，但相对西医的化验、影像学检查而言，也有一定的不足之处，因为前者重点在于辨证，后者却能用化验及影像数据来辅助诊断，判断疾病严重程度及预后。所以作为一名中医医生，既不能过分依赖西医检查，也不能排斥，要学会以其之长补己之短，只有这样才能更好地为病人服务。

二、坚持辨病与辨证相结合

长期以来，张怀亮教授在临床中一直坚持辨病与辨证相结合，这里的辨病，是西医的病，即明确西医诊断。随着医学的发展，临床再不能简单作出如“胃脘痛”等这样的诊断，而应该进一步弄清楚引起“胃脘痛”的原因，是慢性胃炎还是消化性溃疡，是消化道肿瘤还是胆、胰等疾患，只有这样才能做到心中有底，才能对疾病的轻重及预后作出相对准确的判断。

接下来就可以在辨病的基础上发挥中医的长处，进行中医辨证治疗。在临床中，张怀亮教授从来不反对中西医结合，提倡根据疾病及病人的具体情况，充分发挥中西医各自的优势，或单纯中医治，或单纯西医治，或中西医结合治。需要特别指出的是，所谓中西医结合，并不是中西医理论的结合，目前临床上用西医理论套用中医制剂，甚至汤剂的多矣，这不是真正的中西医结合，中西医理论截然不同，要用西药就得辨病，要用中药就必须按照中医理论老老实实辨证，要不然，中不中，西不西，反倒会使临床疗效打折扣。

三、医生要学心理学

张怀亮教授经常说，医生要学好心理学。心理学与医学联系非常紧密，它在很大程度上影响患者的依从性及治疗效果。中医很早就认识到了心理学对医学的重要性，如中医的七情以及情志疗法，就是其中的典型代表。张怀亮教授在临证中，非常重视对患者心理的把握，或向病人详细讲明疾病的严重程度及危害以引起患者的重视，提高依从性；或反复告诉病人该病并不重、容易治疗以树立患者治病的信心；或开句小玩笑以缓解患者的紧张情绪；或言所开处方效果会很好进行心理暗示以提高疗效；或鼓励病人多参加社会活动、多调节心情以尽快克服焦虑抑郁，如此等等，其用心之细令人敬佩。

第二章

张怀亮处方精选

第一节 感冒

处方实录

病人基本情况（王某，男，47 岁，初诊。）

主诉： 咳嗽 3 天，夜间发热 2 天。

现病史： 患者 3 天前受凉后出现咳嗽，痰白，畏寒，发热，有汗，遇寒流清涕，夜间面部发热，肌肉酸痛，周身关节酸痛，身力可，心不烦，纳可，口和，自觉口水稍多，眠可，二便调。舌质淡红，苔薄白，脉滑数。

既往史： 高血压病史，糖尿病病史。

辨证： 相火燔灼，外邪袭肺。

处方

黄柏15g　　砂仁15g　　荆芥10g　　防风10g

杏仁10g　　炙甘草15g　　葱白3段　　生姜3片

5剂，水煎服。

二诊： 患者复诊服用上方诸症皆减，已不咳嗽，夜间发热基本消失，效不更方，继服 5 剂。

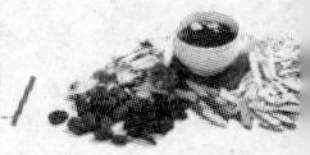

处方解读

患者年过四旬，肝肾真阴渐形不足，夜间面部烘热乃阴不制阳，相火上冲所致；相火上炎，壮火食气，卫外不固，风寒外袭则见畏寒发热、咳嗽流涕、肌肉酸痛。治当清泻相火，疏风解表。方用封髓丹加减，患者虽内有相火燔灼，但清涕、白痰、肌肉酸痛皆为风寒之象，减黄柏之量防苦寒之药伤阳敛邪；用砂仁纳气归肾，引相火归元；炙甘草补益脾胃，厚土伏火；荆芥、防风、生姜、葱白解表散寒；杏仁润肺止咳。

第二节　喘证

处方实录

病人基本情况（张某，女，50岁，2020年6月12日初诊。）

主诉：动则气喘2天。

现病史：患者诉1个月前受凉感冒，咳嗽。现咳嗽好转，近2天动则气喘，无痰，无心慌，胸闷，微咳，纳可，眠可，口干，口不苦，喜食凉，二便可。舌质暗淡，边有齿痕，苔白腻，脉滑。

既往史： 10 年余前于本处，诊为“咳嗽变异性哮喘”。

辨证： 寒饮郁肺。

处方

柴胡10g	黄芩9g	半夏15g	射干15g
麦冬15g	炙杷叶15	麻黄9g	炙冬花15g
杏仁10g	大枣3枚	细辛6g	生姜3片

7剂，水煎服。

二诊： 服上方后效可。现咳嗽消失，偶有动则气喘，胸部有痰，痰不易咯，口苦，口不干，口不渴，纳谷正常，二便调，脉滑数。

处方

柴胡10g	黄芩12g	半夏15g	厚朴10g
茯苓15g	熟地黄15g	山萸肉25g	生山药15g
杏仁15g	苏子15g	麦冬15g	炙紫菀15g
党参10g			

10剂，水煎服。

三诊： 服上方后，偶有咳嗽则喘，脉滑数。

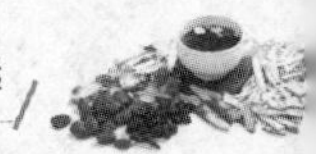

处方

柴胡10g	黄芩12g	半夏15g	厚朴10g
茯苓15g	熟地黄15g	山萸肉25g	生山药15g
杏仁15g	苏子15g	麦冬15g	炙紫菀15g
党参10g	黄柏10g	五味子10g	

10剂，水煎服。

处方解读

患者由于外感风寒、寒饮郁肺、浊气上逆，出现咳嗽、气喘，少阳相火浮越于外，故口干，喜食凉。治当清泻相火，温肺化饮，调和肺气。方用射干麻黄汤合小柴胡汤加减，去五味子以防敛邪，加杏仁、麦冬、炙杷叶以清肺润燥止咳；二诊患者口苦，胸部有痰，偶有动则气喘，用六味地黄丸合小柴胡汤加减滋肾阴、降相火，加党参以补益肺气，使肺气职司升降，加苏子以降泻肺气止咳等。新喘治肺，久喘治肾，新喘渐愈，佐以补肾之药巩固，以金水相生矣。用药时，寒热同用，补泻兼施，以助其阴平阳秘。

第三节　哮喘

处方实录

病人基本情况（刘某，女，54 岁，2019 年 5 月 10 日初诊。）

主诉： 喉中痰鸣、咳嗽 2 年。

现病史： 2 年前，患者出现夜间 0~3 点咳嗽加重，喉中痰鸣，晨起流清涕，反复感冒。现自觉气短、胸闷，口苦、口干，阵发性烘热汗出，眠一般，纳可，心烦，二便可。舌红，苔薄白，有裂痕，脉滑数紧。

辨证： 少阳三焦不利，肾虚寒饮射肺。

处方

川楝子9g　黄芩9g　半夏30g　陈皮10g
厚朴10g　茯苓10g　干姜10g　五味子10g
熟地黄10g　当归10g　炒白芍10g　黄柏10g
巴戟天10g　仙灵脾10g　生龙骨30g　生牡蛎30g
炙甘草10g

10剂，水煎服。

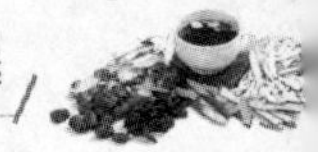

二诊：服上方后效可。平躺时鼻涕反流，刺激咽喉发痒，喉中痰鸣减少，偶有流涕，自觉舌头发涩、身热，纳眠可，小便可，大便不成形。舌红，苔薄黄，脉滑。

处方

川楝子9g	黄芩9g	半夏30g	陈皮10g
厚朴10g	茯苓10g	干姜10g	五味子10g
熟地黄10g	当归10g	炒白芍10g	黄柏10g
巴戟天10g	仙灵脾10g	生龙骨30g	生牡蛎30g
炙甘草10g	白术15g		

10剂，水煎服。

三诊：服上方后，喉中黏痰量少，鼻涕减少，痰易咯出。现仍阵发烘热汗出，气短、胸闷明显减轻，纳眠可，二便调，口中和，身力增，心中不烦。舌红，苔薄白，脉滑。

处方

川楝子9g	黄芩9g	半夏30g	陈皮10g
厚朴10g	茯苓10g	干姜10g	五味子10g
熟地黄10g	当归10g	炒白芍10g	黄柏10g
巴戟天10g	仙灵脾10g	生龙骨30g	生牡蛎30g
炙甘草10g	白术15g	蝉蜕10g	射干15g

10剂，水煎服。

四诊： 服上方，痰量减少。喉中黏痰，难咯出，纳可，时口黏，二便调，眠可，夜间咳嗽，平躺时明显，动则汗出，心不烦，身力尚可。2019 年 7 月 9 日晨起咳嗽，肩痛。舌红，苔白腻，脉滑。

处方

川楝子9g	黄芩9g	半夏30g	陈皮10g
厚朴10g	茯苓10g	干姜10g	五味子10g
熟地黄10g	当归10g	炒白芍10g	黄柏10g
巴戟天10g	仙灵脾10g	生龙骨30g	生牡蛎30g
炙甘草10g	白术15g	蝉蜕10g	射干15g
桂枝10g			

10剂，水煎服。

五诊： 服上方后，咳痰明显减少，诉服药后口干，手心发热，吃甜食口中发酸，咽中有异物感，吐不出，咽不下，口黏，夜咳减轻，纳可，眠一般，二便调。苔白腻，脉滑。

处方

川楝子9g	黄芩9g	半夏30g	陈皮10g
厚朴10g	茯苓10g	干姜10g	五味子10g
熟地黄10g	当归10g	炒白芍10g	黄柏10g
巴戟天10g	仙灵脾10g	生龙骨30g	生牡蛎30g

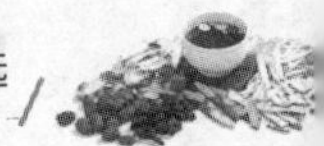

炙甘草10g 白术15g 蝉蜕10g 麦冬15g
射干25g
10剂，水煎服。

六诊：服上方效可，环境冷时流清涕，咳痰减少，咳嗽夜重昼轻，夜间咳嗽不能入睡，咽痒，仍有阵发性烘热汗出，手足心热，口干苦，口黏，心烦急躁，身力可，大便溏不成形，日 1 次，小便调。舌红，苔白厚腻。

处方

川楝子9g 黄芩9g 半夏30g 陈皮10g
厚朴10g 茯苓10g 干姜10g 五味子10g
熟地黄10g 山萸肉35g 炒白芍10g 黄柏10g
巴戟天10g 仙灵脾10g 生龙骨30g 生牡蛎30g
炙甘草10g 白术15g 蝉蜕10g 麦冬15g
射干25g
10剂，水煎服。

七诊：服上方效可，咳痰减少，现咳嗽减轻，多夜间咳嗽，阵发性烘热汗出减轻，下午 3~4 点明显，身力可，纳可，偏温饮，口黏，情绪可，二便可。舌暗，苔白腻，脉滑。

处方

川楝子9g 黄芩9g 半夏30g 陈皮10g

厚朴10g	茯苓10g	干姜10g	五味子10g
熟地黄10g	山萸肉35g	炒白芍10g	黄柏10g
巴戟天10g	仙灵脾10g	生龙骨30g	生牡蛎30g
炙甘草10g	白术15g	蝉蜕10g	麦冬15g
射干25g	玄参15g		

10剂，水煎服。

八诊：服上方效可，咳痰减少，现夜间咳甚，晨起咳痰转多，痰黏，咽部有异物感，身力可，纳可，口黏，口苦不干，二便调，眠可。舌质暗红，苔白腻，脉滑数。

处方

川楝子9g	黄芩9g	半夏30g	陈皮10g
厚朴10g	茯苓10g	干姜10g	五味子10g
熟地黄10g	山萸肉35g	炒白芍10g	黄柏10g
巴戟天10g	仙灵脾10g	生龙骨30g	生牡蛎30g
炙甘草10g	白术15g	蝉蜕10g	荆芥12g
防风15g	玄参15g		

10剂，水煎服。

九诊：服上方效可，现咳嗽，咳痰，痰多易咯，夜间咳甚，影响睡眠，午后汗出较多，咽部异样感明显，身力可，心情平和，纳可，偏温饮，口黏，咽干，口不苦，眠可，二便调。舌

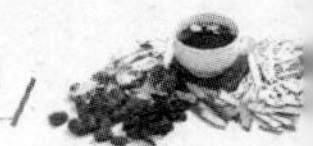

质红，苔黄厚，脉滑。

处方

川楝子9g	黄芩9g	半夏15g	陈皮10g
天麻10g	茯苓15g	炒白术10g	枳实10g
熟地黄15g	山萸肉15g	枸杞子10g	黄芪30g
制首乌10g			

10剂，水煎服。

十诊：服上方效可，现咳嗽，夜间明显，咳痰易咯，晨起流清涕，咽部异样感减轻，身乏力，心不烦，纳可，偏温饮，口中和，眠可，二便调。舌质红，苔白腻，脉滑数。

处方

熟地黄10g	山萸肉10g	枸杞子30g	制首乌10g
炒白术15g	茯苓10g	知母10g	黄柏10g
干姜10g	五味子10g	厚朴10g	半夏10g
射干15g	细辛10g	仙灵脾10g	生龙骨30g
生牡蛎30g	蝉蜕5g	黄芪30g	

10剂，水煎服。

十一诊：服上方效可，咽痒刺激咳嗽，咽部仍有异物感，流清涕，入睡困难，易醒，服用安眠药后可入睡，少梦，纳可，口干，口苦，口渴，喜温饮热饮，偶有烘热汗出，大小便可。

脉滑。

处方

黄柏30g	干姜10g	黄芪30g	蝉蜕5g
僵蚕5g	炙甘草15g	生龙骨30g	生牡蛎30g
砂仁20g			

10剂，水煎服。

处方解读

此案辨证属少阳三焦不利，肾虚寒饮射肺。2 年前患者出现夜间 0~3 点咳嗽加重，遇寒加重。喉中有痰声，晨起流清涕，反复感冒。现口苦、口干，阵发性烘热汗出，眠一般，纳可，心烦，二便可。舌红，苔薄白，有裂痕，脉滑数紧。肝肾皆内寄相火，生理情况下真阴充足，相火内潜而不僭越。患者中年女性，肝肾真阴渐形不足，相火不安本位，上炎则见口苦、口干，扰心则见心烦，游越三焦则阵发烘热汗出，相火灼津则为痰。既为阴虚火旺，何以遇寒则咳？此因兼有肺气虚寒，久病多虚，患者病已多年，肺气虚耗，故觉气短，胸阳不展则感胸闷，日久由气及阳，渐至肺气虚寒，肺为娇脏，不耐邪侵，“形寒饮冷则伤肺”，肺气虚寒，故不耐外寒，脉数而紧亦为寒热错杂之象。

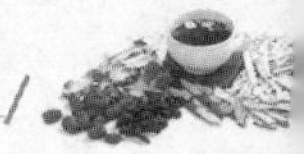

第四节　汗证

处方实录

病人基本情况（王某，女，61 岁，2020 年 6 月 22 日初诊。）

主诉：多汗 3 月余。

现病史：患者诉 3 个月前无明显诱因出现多汗，汗出后颈部及背部发凉，心烦急躁，生气后症状明显，纳可，口干不苦、不黏，偏温饮，无阵发性烘热汗出，眠差，口服安定后可睡 5 小时，多梦，二便可，身乏力，心悸气短，喜太息。脉弦细数。

辨证：心阴亏虚，脾肾阳虚。

处方

川楝子5g　黄芩6g　当归10g　炒白芍15g

山萸肉30g　炒白术15g　茯神15g　炒酸枣仁15g

熟地黄15g　桂枝10g　黄柏10g　巴戟天10g

仙灵脾10g　生龙骨30g　生牡蛎30g　黄芪60g

桑叶30g　炙甘草10g

10剂，水煎服。

二诊：服上方后效可，现可见颈部及背部出汗后发凉较前明显减轻，身无不适，眠差，入睡困难，多梦，口服安眠药方可入睡，纳可，口干，身力可，小便可，大便不成形。脉弦细。

处方

川楝子5g	黄芩6g	当归10g	炒白芍15g
山萸肉30g	炒白术15g	茯神15g	炒酸枣仁15g
熟地黄15g	桂枝10g	黄柏10g	巴戟天10g
仙灵脾10g	生龙骨30g	生牡蛎30g	黄芪60g
桑叶30g	炙甘草10g	制附子6g	

10剂，水煎服。

处方解读

患者年过六旬，心阴不足，心神失养，故见多汗多梦，心悸烦躁；脾肾阳虚，阳气不足，不能固摄，故见身乏力，喜太息，气短。治当以养血安神，补益脾肾。方用酸枣仁汤合桂枝龙骨牡蛎汤加减，加黄芪、黄芩、川楝子、黄柏、熟地黄以滋阴泻火、固表止汗；加巴戟天、仙灵脾以补肾阳；桑叶润燥；炙甘草补脾和胃，调和诸药。二诊效不更方，加制附子以补火助阳。

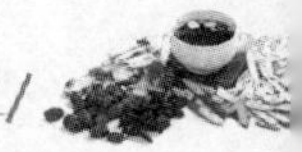

第五节　心悸

处方实录

病人基本情况（王某某，女，22岁，2019年12月11日初诊。）

主诉：心悸、胸闷3月余，头晕5天。

现病史：3月余前无明显诱因出现心悸、胸闷、善太息，至当地医院就诊，查心电图未见异常，上症反复出现，情绪低落，兴趣低，身乏力。5天前乘地铁听噪音后出现头晕，无视物旋转，伴心烦急躁，胸闷气短，头皮紧。纳可，饮食无偏好，眠差多梦，眠浅易醒，复睡困难，二便调。舌淡红，苔薄，脉滑数。

辨证：阴虚火旺。

处方

柴胡10g　黄芩10g　熟地黄10g　山萸肉10g

生山药15g　枸杞子15g　炒酸枣仁15g　龙眼肉15g

黄柏10g　肉桂10g　生龙骨15g　党参15g

炙甘草15g　浮小麦30g　大枣10枚

7剂，水煎服。

二诊：服上方，效可。夜眠较前好转，仍有入睡困难，眠浅易醒，多梦，头晕较前明显好转，伴有心烦急躁、心悸、胸闷，耳鸣、蝉鸣感，纳可，偏热饮，二便调。舌红，苔薄，脉弦细。

处方

柴胡10g	黄芩10g	熟地黄10g	山萸肉10g
生山药15g	枸杞子15g	炒酸枣仁15g	龙眼肉15g
黄柏10g	桂枝10g	党参15g	炙甘草15g
浮小麦30g	大枣10枚	生龙骨30g	生牡蛎30g

7剂，水煎服。

三诊：服上方效可。现入睡可，夜醒 2~3 次，复睡可，多梦。头晕出现 2 次。心烦急躁好转，偶有心悸、胸闷、耳鸣，纳可，二便调。时有紧张害怕。舌淡红，苔薄白，脉弦数。

处方

柴胡10g	黄芩10g	熟地黄10g	山萸肉10g
生山药15g	枸杞子15g	炒酸枣仁15g	龙眼肉15g
黄柏10g	桂枝10g	党参15g	炙甘草15g
浮小麦30g	大枣10枚	生龙骨30g	生牡蛎30g
枳实10g			

14剂，水煎服。

四诊：服上方效可。现入睡可，夜醒 3 次，复睡可，多梦、

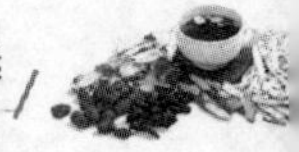

头晕较前缓解。反酸烧心，常自觉有便意但无大便，心烦急躁，易怒，伴有心悸、胸闷，仍有耳鸣，纳可，偏温饮。小便可，大便每日 1 次，自觉流涎。舌质红，苔薄，脉弦稍解。

处方

黄柏30g　生山药30g　炒酸枣仁15g　炒白芍10g
砂仁20g　生龙骨30g　炙甘草15g
10剂，水煎服。

五诊：服上方期间，入睡可，每晚醒 1~2 次，多梦，时有噩梦，复睡可，眠差时易心悸，无胸闷，夜间耳鸣。现纳可，口中和，平素紧张害怕，二便调。情绪尚可，身力可。舌质红，舌薄白。脉弦细数。

处方

黄柏30g　生山药30g　炒酸枣仁15g　炒白芍10g
砂仁20g　生龙骨30g　炙甘草15g　夏枯草15g
牡丹皮10g　珍珠母30g
10剂，水煎服。

六诊：服上方效可，眠可，多梦，无心悸，偶有心烦，怕风怕冷，手脚发凉出汗，手脚潮湿，早起流清涕，鼻痒，打喷嚏。纳可，口中和，喜热食，大便、小便可。脉细。

处方

柴胡10g	黄芩10g	半夏10g	桂枝10g
炒白芍15g	炒酸枣仁15g	龙眼肉15g	蝉蜕15g
僵蚕10g	生龙骨30g	生牡蛎30g	黄芪30g
炙甘草10g	大枣3枚		

10剂，颗粒剂。

处方解读

患者 3 月余前无明显诱因出现心悸，胸闷，善太息，心烦急躁，眠差多梦，可知患者因阴虚火旺而致失眠，故用小柴胡汤合六味地黄丸作为基础方进行加减。用六味地黄丸中的“三补”以及龙眼肉、炒酸枣仁补养心脾，同时用黄柏之凉性防止补益太过。佐以生龙骨平肝潜阳、镇静安神，枸杞子补阴。二诊，服上方效可，故效不更方，但患者仍有入睡困难，故加生牡蛎加强镇静安神之效；又因伴有心烦急躁、偏热饮，故去肉桂辛热之大补加桂枝以缓和。三诊，服二诊方效可，故效不更方，但患者时有紧张害怕，故用枳实利五脏、安胃气、益气清心。四诊，服上方效可，但仍存在多梦头晕，反酸烧心，心悸胸闷之感，故用酸枣仁汤作为基础方进行加减，加生龙骨增其潜阳安神作用；炒白芍敛阴补阴虚；黄柏清热以除烦；常有便意

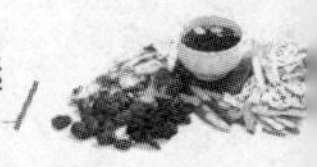

但无大便，提示气滞，用砂仁理气；自觉流涎，仍有耳鸣，用生山药补阴虚健脾气，久服可耳目聪明。五诊，服上方效可，效不更方，因患者平素紧张害怕，用珍珠母平肝潜阳、安神魂，牡丹皮定惊痫，夏枯草清肝胆郁热。六诊，服上方效可，但仍多梦又外感风寒，故用桂枝加龙骨牡蛎汤合小柴胡汤作为基础方进行加减，加炒酸枣仁增强其安神作用；因外感风寒，故用龙眼肉之热性驱寒；蝉蜕可以发表祛风；僵蚕入肝经，祛风开痹，活络通经。

第六节 不寐1

处方实录

病人基本情况（潘某某，男，37岁，2020年6月10日初诊。）

主诉：失眠1月。

现病史：近1月来，入眠可，凌晨4点多易醒，醒后难以入睡，眠浅易醒，多梦，无烘热汗出，心烦急躁，头左侧抽动麻木，纳可，口中和，乏力，夜里易惊，大便质稀，小便可。

脉数。

辨证： 心胆气虚。

处方

柴胡10g	知母10g	炒白芍15g	炒白术15g
茯神15g	桂枝10g	酸枣仁15g	龙眼肉15g
枸杞子15g	熟地黄15g	黄柏10g	仙灵脾10g
生龙骨30g	生牡蛎30g	炙甘草10g	

10剂，水煎服。

二诊： 服上方，效可。入眠可，无眠浅易醒，无多梦，午休可。遇事昨晚入眠慢，早醒，头部不适消失，纳可，口中和，大便日行1~2次，小便淡黄。脉浮滑数。

处方

柴胡10g	知母10g	炒白芍15g	炒白术15g
茯神15g	桂枝10g	酸枣仁15g	龙眼肉15g
枸杞子15g	熟地黄15g	黄柏10g	仙灵脾10g
生龙骨30g	生牡蛎30g	炙甘草10g	炒山药30g
山萸肉15g			

10剂，水煎服。

三诊： 服药后症状改善不明显。现入眠困难，睡后易醒，醒后复睡困难，有梦。心烦，口中和，纳可，二便调。脉滑。

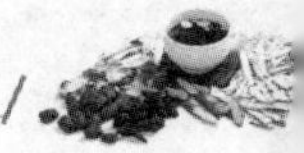

处方

柴胡10g　知母10g　炒白芍15g　炒白术15g
茯神15g　桂枝10g　酸枣仁15g　龙眼肉15g
枸杞子15g　熟地黄15g　黄柏10g　仙灵脾10g
生龙骨30g　生牡蛎30g　炙甘草10g　半夏15g
夏枯草15g

10剂，水煎服。

四诊：服上方，症状明显改善，可正常入睡，停药后未再反复。

五诊：大便黏滞不爽，日2~3次，小便黄，口中乏味，身力增，情绪改善。舌紫暗，苔白根腻，脉滑数。

处方

柴胡10g　知母10g　炒白芍15g　炒白术15g
茯神15g　桂枝10g　酸枣仁15g　龙眼肉15g
枸杞子15g　熟地黄15g　黄柏10g　仙灵脾10g
生龙骨30g　生牡蛎30g　炙甘草10g　黄芩6g

15剂，水煎服。

处方解读

此病例辨证为心胆气虚。不寐多梦、易于惊醒、乏力都是心胆气虚的表现，胆经循行头部两侧，胆气不足，经脉失于濡养则左侧头部麻木；凌晨1~3点为肝经旺时，肝旺则阳亢势渐盛，故于凌晨4点左右阳胜而寤，说明心气耗伤，子盗母气，肝失所藏，治以益气镇惊，养心安神。用柴胡疏肝气、清肝火，黄柏泻相火，合白芍、知母、熟地黄、仙灵脾、枸杞子益气滋阴养血；茯神、酸枣仁、龙眼肉养心安神；龙骨、牡蛎镇静安神，帮助患者入眠；因患者有大便质稀，故用白术健脾燥湿。二诊时，睡眠问题减轻，脉滑数，大便1~2次，小便淡黄，加山药补脾益气、山萸肉强心安神。三诊脾胃功能有所恢复，主诉仍是不寐，加半夏疏利气机、调和胃气，夏枯草清泻肝火。五诊小便黄，脉滑数都是热象，去半夏、夏枯草，加黄芩清热。

第七节　不寐2

处方实录

病人基本情况（凡某某，女，58岁，2020年7月10日初诊。）

主诉：入睡困难8年。

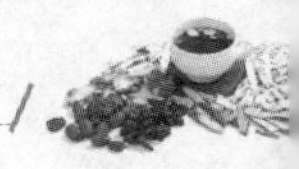

现病史：患者 8 年前因思虑过度出现入睡困难，多梦，晨起头脑欠清晰。心不烦，口不苦、不干、不渴，无烘热汗出。偏温饮，纳谷正常。现双侧太阳穴肿痛，二便调。脉数。

辨证：心气不足。

处方

黄连9g	黄芩12g	炒白芍15g	枸杞子15g
炒白术15g	炒酸枣仁15g	龙眼肉15g	珍珠母30g
夜交藤30g	琥珀3g（冲）		

10剂，水煎服。

二诊：服上方后效可。现入眠可，头昏消失，1 天前于饱食后出现恶心欲吐，胃腹胀满，情绪可，无烘热汗出，身力可，纳偏热饮，二便可。睡即能寐。脉滑。

处方

柴胡10g	黄芩12g	半夏15g	枳实10g
厚朴10g	炒白术15g	干姜10g	炒麦芽15g
炒山楂15g	炒白芍15g	枸杞子15g	炒酸枣仁15g
生龙骨30g	生牡蛎30g	党参10g	炙甘草10g
黄连10g			

10剂，水煎服。

处方解读

此患者病机为心气虚，患者思虑过度而致伤心神，心火受伤，子病及母，胆木也受到抑制，太阳穴为足少阳胆经循行所过之处，太阳穴肿痛乃肝胆火气上逆所致，患者年龄较大，加之入睡困难时间长达 8 年，心血、心阴本已暗耗，阴不配阳而心阳独运，则见心烦。阴虚无以纳阳则入睡困难、眠浅易醒，治以益气养心。黄连、黄芩清泻肝胆之火；枸杞子、白芍滋养肝肾；龙眼肉、酸枣仁、夜交藤养心血，安心神；珍珠母入肝安魂；琥珀镇心安神。二诊时症状减轻，脉滑还是有热，用柴胡、黄芩疏肝利胆、清肝泻火；同时胃部不适凸显，用枳实、厚朴行气消胀，加炒山桂温中散寒，祛除胃部寒邪；党参益气；龙骨、牡蛎镇静安神。

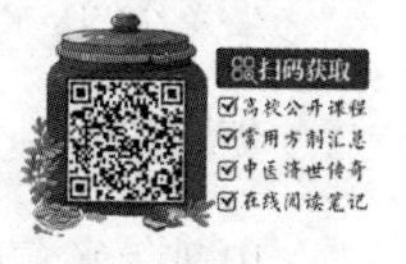

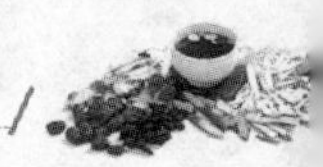

第八节　不寐3

处方实录

病人基本情况（宋某某，男，19岁，2020年6月1日初诊。）

主诉：入睡困难6月。

现病史：患者6个月前无明显诱因出现入睡困难，颧红，头昏沉，心烦急躁，口苦，口不渴，食欲欠佳，纳食偏少，大便质稀，1日1次，小便调，情绪可，无偏饮，思虑多。脉数。

辨证：心阴亏虚，心脾两虚。

处方

柴胡10g	黄芩9g	黄连9g	炒白芍15g
枸杞子15g	炒白术15g	干姜10g	炒酸枣仁15g
女贞子15g	珍珠母30g	夜交藤30g	党参15g
炙甘草10g			

10剂，水煎服，早中晚各服1次。

二诊：服上方效可。夜晚入眠可，眠浅易醒，多梦，复睡可，早醒（晨5点），身乏力困倦午后明显，午休入睡困难，纳可，食欲差，食后恶心欲呕，大便不成形，日行2~3次，小便微黄，双目困涩。脉数。

处方

柴胡10g	黄芩9g	黄连6g	炒白芍15g
枸杞子15g	炒白术15g	干姜10g	炒酸枣仁15g
女贞子15g	珍珠母30g	夜交藤30g	党参15g
炙甘草10g	半夏30g	砂仁10g	

10剂，水煎服。

三诊：服上方，入睡可，午休时心悸，心烦明显，纳可，食欲差，大便不成形，日行2~3次。下午两眼干涩明显。脉细。

处方

柴胡10g	黄芩9g	黄柏6g	炒白芍15g
枸杞子15g	炒白术15g	干姜10g	炒酸枣仁15g
女贞子15g	珍珠母30g	夜交藤30g	党参15g
炙甘草10g	半夏30g	砂仁10g	

14剂，水煎服。

四诊：服上方效可。诉近2日晚上有气上冲头部，纳可，夜间睡眠较前好转。中午入睡困难，眼部发胀不适，小便可，大便不成形。脉数。

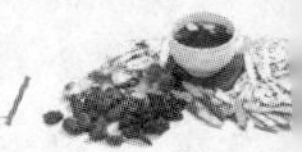

处方

柴胡10g	黄芩9g	黄柏6g	炒白芍15g
枸杞子15g	炒白术15g	干姜10g	炒酸枣仁15g
女贞子15g	珍珠母30g	夜交藤30g	党参15g
炙甘草10g	半夏30g	砂仁10g	桂枝10g
代赭石30g			

14剂，水煎服。

五诊：服上方，晚上可睡7～8小时，晨起精力可，无入睡难。中午有困意，入睡难，纳可，口中苦、黏，身力可，大便溏，日2次。舌暗红，苔薄黄尖赤、边有齿痕，脉数。

处方

柴胡10g	黄芩9g	黄柏6g	炒白芍15g
枸杞子15g	炒白术15g	干姜10g	炒酸枣仁15g
珍珠母30g	夜交藤30g	党参15g	熟地黄15g
炙甘草10g	桂枝10g	代赭石30g	山萸肉15g
生山药30g	半夏30g	砂仁10g	

14剂，水煎服。

处方解读

《景岳全书·不寐》："不寐虽病有不一，然惟知邪正二字则尽之矣。盖寐本乎阴，神其主也，神安则寐，神不安则不寐。其所以不安者，一由邪气之扰，一由营气不足耳。有邪者多实证，无邪者皆虚证。”本证为心阴亏虚，伴见心脾两虚。心阴亏虚，心阳偏旺，阳不入阴，故出现不易入睡、颧红、头昏沉、心烦急躁等表现，口苦、脉数也是热象的表现。又因患者有食欲欠佳、纳食偏少、大便质稀的表现，治以滋心阴养心神，健脾除湿。柴胡、黄芩、黄连清泻相火，疏泄气机；枸杞子、白芍、女贞子滋阴养血；酸枣仁、夜交藤养心血，安心神；珍珠母镇心安神；白术燥湿健脾；党参补脾养血。二诊食后欲吐，加砂仁行气和胃、半夏降逆止呕。三诊午后心烦明显是阴虚的表现，把清心火的黄连换为清相火的黄柏。四诊有气上冲头部，加桂枝平冲降逆，代赭石重镇降逆。五诊，肠胃功能稍稍恢复，加熟地黄滋阴养血、山药补脾益气。

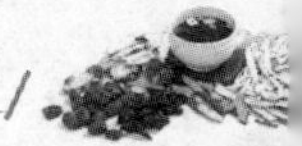

第九节　不寐4

处方实录

病人基本情况（范某，女，48岁，2020年3月25日初诊。）

主诉：入睡困难8年。

现病史：8年前出现入睡困难，近1周凌晨3点钟醒，醒后难以入睡，心悸，焦虑，心烦，无食欲，怕冷，手脚凉，口干口渴，喜热饮，乏力，大便干，1天1次，羊屎状，小便频，夜尿多，月经周期规律，经行3天，量少，色淡。舌淡暗，脉弦滑。

辨证：肝肾阴虚，脾胃虚寒。

处方

川楝子9g	当归10g	炒白芍10g	麦冬15g
枸杞子10g	炒酸枣仁15g	龙眼肉15g	黄柏10g
巴戟天10g	荆芥穗15g	生龙骨30g	生牡蛎30g
党参30g	仙灵脾10g		

10剂，水煎服。

二诊：服上方后，入睡困难十减其四。早醒、多梦。现仍心烦急躁，思虑多，遇事入睡困难，乏力，纳可，口干渴，偏热饮，大便干结，量少，如算珠样，小便涸，膝盖凉甚，畏冷。舌淡暗，脉弦滑。

处方

川楝子9g　当归10g　炒白芍10g　麦冬15g
枸杞子10g　炒酸枣仁15g　龙眼肉15g　黄柏10g
巴戟天10g　荆芥穗15g　生龙骨30g　生牡蛎30g
党参30g　仙灵脾10g　桂枝15g

10剂，水煎服。

处方解读

患者失眠，心悸，心烦，病位在肝肾及心，因肾水不足，水不涵木，木火扰心所致。水不涵木，肝木虚，肝失疏泄，加之长期失眠则肝郁焦虑。心悸、思虑多、遇事入睡困难、乏力，此乃心脾两虚症状；怕冷，手脚凉，纳差，口干口渴，喜热饮，乏力，大便干，羊屎状，小便频，夜尿多，此乃病位在脾。脾胃虚寒，脾失运化，布散津液失常，则口渴喜热饮；脾主四肢，故手脚凉；脾虚升降失常则大便干；土不制水，则夜尿多，小便频。舌淡为脾胃虚寒，脉弦滑为肝郁脾虚，土不制水。

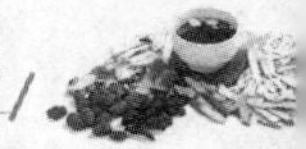

四诊合参，病机为肝肾阴虚、木郁化火，心失所养、脾胃虚寒、土不制水。治法为疏肝清热、补脾益胃、养心安神、补阴益肾。方用一贯煎合归脾汤、二仙汤加减调补肝肾阴阳，阳入阴则寐。党参补脾气；取归脾汤之龙眼肉及酸枣仁益心脾、养心阴，血属阴，故补心血即补心阴；生龙骨、生牡蛎镇静安神；荆芥穗入厥阴风木，厥阴为阳气始升之处，故能升阳气也。大量补阴药，加入荆芥之动药，动静结合，补而不滞。

第十节　癫痫

处方实录

病人基本情况（袁某某，男，13岁，2019年8月28日初诊。）

主诉： 发作性意识模糊，目光呆滞6年半。

现病史： 6年半前患者因惊吓出现发作性愣神，目光呆滞，动作停止，呼之不应，自诉意识清，不理旁人，仿若在思考事情。2年前发作增多，至某医院查头颅MRI及脑电图均未见异常。发作另一种表现形式为害怕，自觉心中有气上窜，感有大事发生，持续1~2秒，发作频繁。现心不烦，身力可，口不干苦，纳可，眠可，大小便可。易感冒，间断流清黄涕。舌淡红、胖大，苔白，脉弦细浮数。

辨证：肝肾阴虚，阴不敛阳，虚火内生，风阳升动。

处方

柴胡10g　黄芩12g　姜半夏15g　陈皮10g
连翘15g　天麻10g　茯苓15g　枳实10g
当归10g　炒白芍15g　桂枝10g　胆南星10g
石菖蒲15g　丹参15g　生龙骨30g　生牡蛎30g
炙甘草10g

10剂，水煎服。

二诊：服上方后，症状稍改善，服药期间，目光呆滞、动作中止症状无发作。现时有心悸，前胸部多汗，咽中不适，自觉喉中有痰，咳吐少量黄痰，口不干，时有干呕，心不烦，身力可，纳眠可，二便调。舌苔薄白，稍点刺，脉数。

处方

柴胡10g　黄芩12g　姜半夏15g　陈皮10g
连翘15g　天麻10g　茯苓15g　枳实10g
当归10g　炒白芍15g　胆南星10g　炙甘草10g
石菖蒲15g　丹参15g　生龙骨30g　生牡蛎30g

10剂，水煎服。

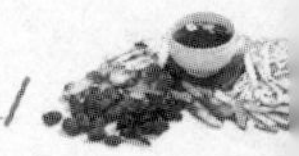

三诊： 服上方，效可，服药期间，目光呆滞、动作中止症状无发作，心悸消失。喉中有痰，量较前明显减少，色白，心烦，偶情绪低落不欲言，身力可，纳眠可，二便调，胃痛。舌淡红，苔黄腻，脉细数。

处方

柴胡10g	黄芩12g	姜半夏15g	陈皮10g
连翘15g	天麻10g	茯苓15g	枳实10g
当归10g	炒白芍15g	胆南星10g	炙甘草10g
石菖蒲15g	丹参15g	生龙骨30g	生牡蛎30g
青礞石30g			

21剂，水煎服。

四诊： 服上方，效一般，5 天前出现双目上视，四肢抽搐，口角流涎，口中怪叫，持续 1 分钟自行缓解。昨夜出现目光呆滞，动作中止症状无发作，时有心悸，汗出，身力可，纳可，无偏饮，口中和，情绪可，眠可，二便可，咽中有痰，咳黄稠痰，平素易感冒。舌暗红，苔薄黄，脉弦细。

处方

柴胡10g	黄芩12g	姜半夏15g	陈皮10g
连翘15g	天麻10g	茯苓15g	当归10g
胆南星10g	炙甘草10g	炒白芍15g	牵牛子10g

石菖蒲15g	丹参15g	生龙骨30g	生牡蛎30g
青礞石30g	厚朴10g	射干15g	

21剂，水煎服。

五诊：服上方，效可，癫痫未发作。现时有心悸，咽中黄痰难咯出，身力可，无偏饮，口中和，时有胃脘部疼痛，饭前好发，眠可，二便可。舌暗红，苔白腻，脉细。

处方

柴胡10g	黄芩12g	姜半夏15g	陈皮10g
连翘15g	天麻10g	茯苓15g	当归10g
胆南星10g	炙甘草10g	炒白芍15g	牵牛子10g
石菖蒲15g	丹参15g	生龙骨30g	生牡蛎30g
青礞石30g	厚朴10g	射干15g	代赭石30g
茵陈30g			

21剂，水煎服。

六诊：服上方，效可，癫痫未作。现患者自觉心中有气直冲上脑，无头晕、头痛，纳食可，无寒热偏好，无口苦、口干。睡眠好，身体无乏力，无急躁，无悲伤抑郁，二便调。舌红，苔薄黄，脉弦紧。

处方

柴胡10g	黄芩12g	半夏10g	桂枝15g

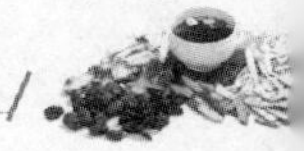

炒白芍10g	茯苓15g	厚朴10g	白芥子12g
郁金10g	射干10g	川芎10g	磁石30g
炙甘草10g			

21剂，水煎服。

七诊：服上方期间，癫痫发作1次，表现为左倾斜、摔倒、口流涎、口噤，持续约2分钟缓解，后昏睡10余分钟清醒。现自觉心中热气上冲于脑减轻，身力可，心不烦，口中和，纳眠可，二便调。感冒，流清涕，咽有黄痰，质黏难咯。舌暗红，苔白，脉沉细。

处方

柴胡10g	黄芩12g	半夏10g	桂枝15g
炒白芍10g	茯苓15g	厚朴10g	白芥子12g
郁金10g	射干10g	川芎10g	磁石30g
炙甘草10g	牵牛子10g		

21剂，水煎服。

八诊：服上方期间，症状未再发作。现心中热气上冲于脑减轻，频率较前减少，身力可，心不烦，口中和，咳黄痰，纳眠可，二便调。舌质暗，苔白，脉弦细数。原方继服。

九诊：近来2月左右发作1次，心不烦。脉数。

处方

生地黄15g	山萸肉15g	生山药15g	茯苓12g
泽泻9g	牡丹皮10g	胆南星10g	九节菖蒲15g
天麻10g	知母10g	黄柏10g	远志10g
生龙骨30g	生牡蛎30g	代赭石30g	丹参15g

21剂，水煎服。

十诊：今早在路上精神恍惚，近期未有癫痫发作，纳可，无口干、口苦、口渴，无心烦。自觉气由下到上直冲头部，大便干，小便可。脉结滑数。

处方

生地黄15g	山萸肉15g	生山药15g	茯苓12g
泽泻9g	牡丹皮10g	胆南星10g	九节菖蒲15g
天麻10g	知母10g	黄柏10g	远志10g
生龙骨30g	生牡蛎30g	代赭石30g	丹参15g
柴胡10g	黄芩9g	半夏15g	枳实10g

21剂，水煎服。

十一诊：服上方后癫痫未再发作，但自觉气由下至上直冲头部，无心烦急躁，身力可，纳可，口中和。大便稍干，小便可。近2日受凉后流涕，咽部不适，黏痰咳不出。脉滑数。原方继服。

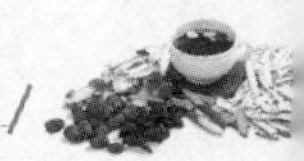

十二诊： 服上方，近月来气上冲减少，前天气上冲头部，嘴角抽动，手颤动，发作10余次。近2天发作减少，纳可，口不干，咽部不适好转，经常抽鼻，自觉鼻不适，眠可，大小便可。脉数。

处方

生地黄15g	山萸肉15g	生山药15g	炒白芍15g
天冬10g	玄参15g	龟板10g	代赭石30g
茵陈30g	生龙骨30g	生牡蛎30g	炙甘草15g
砂仁10g	黄柏10g	川楝子9g	

30剂，颗粒剂。

十三诊： 服上方，近2周仍经常气上冲，最多10余次，气上冲时自觉癫痫欲发作，但手无颤抖，纳可，眠可，二便调，咽喉有痰咳不出，抽鼻。脉滑数。

处方

柴胡10g	黄芩12g	半夏30g	陈皮10g
天麻10g	茯苓15g	桂枝10g	炒白芍15g
炒白术15g	枸杞子15g	制首乌15g	黄柏10g
砂仁10g	生龙骨30g	生牡蛎30g	党参15g
炙甘草10g	厚朴10g		

30剂，颗粒剂。

十四诊：服上方后自觉气上冲症状减轻，次数减少，无失神、目呆症状，余如常。现纳眠可，干咳，清嗓频痒，二便调。舌暗红，苔白腻，遍布赤点，脉数。

处方

柴胡10g	黄芩12g	半夏30g	陈皮10g
天麻10g	茯苓15g	桂枝10g	炒白芍15g
炒白术15g	枸杞子15g	制首乌15g	黄柏10g
砂仁10g	生龙骨30g	生牡蛎30g	党参15g
炙甘草10g	厚朴10g	熟地黄15g	山萸肉15g
代赭石30g			

30剂，颗粒剂。

处方解读

痫病又称“癫痫”，俗称“羊癫疯”，是一种发作性神志异常的疾病。痫病首见于《内经》，不仅提出“胎病”“癫疾”的病名，还指出发病与先天因素有关。巢元方《诸病源候论·癫狂候》指出：“癫者，卒发仆也，吐涎沫，口㖞，目急，手足缭戾，无所觉知，良久乃苏。”朱丹溪《丹溪心法·痫》云：“无非痰涎壅塞，迷闷心窍。”强调痫由痰迷心窍引发。王清任则认为痫病的发生与元气虚“不能上转入脑髓”及脑髓瘀血有关，

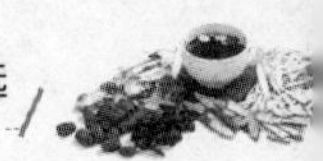

并创龙马自来丹、黄芪赤风汤治之。

患者平素学习用功，阴血暗耗，日久致肝肾阴虚，阴不敛阳，虚火内生，风阳升动，上扰清窍神明，发为本病，故补益肝肾、滋阴敛阳为治疗首务。

第十一节　双向情感障碍

处方实录

病人基本情况（朱某某，男，21岁，2020年1月21日初诊。）

主诉：情绪低落半年余。

现病史：半年前患者因考研学习压力大出现情绪低落，偶有自伤行为，不愿与人交流，对事物不感兴趣，焦虑，思虑多，症状时轻时重反复，失眠，入睡困难，眠浅易醒，难复睡，多梦，身乏力，心烦着急。纳一般，无食欲，食后腹胀、反酸，偏凉饮，口干，口不苦、不黏，小便正常，大便可。舌质红，苔白腻，脉滑数。

辨证：肝郁气滞，心血不足。

处方

柴胡10g	黄芩12g	当归10g	炒白芍15g
桂枝15g	炒酸枣仁15g	龙眼肉15g	半夏15g
陈皮10g	栀子15g	炒莱菔子30g	生龙骨30g
生牡蛎30g	炙甘草10g	黄芪10g	

10剂，水煎服。

二诊：服前方情绪较稳定，心已不烦，情绪也不低落，纳可，睡眠改善，晚上已可入眠，自觉双膝下凉，身体发热。脉沉细数。

处方

柴胡10g	黄芩12g	当归10g	炒白芍15g
桂枝15g	炒酸枣仁15g	龙眼肉15g	半夏15g
陈皮10g	栀子15g	炒莱菔子30g	生龙骨30g
生牡蛎30g	黄芪10g	炙甘草10g	茯神15g
远志10g			

12剂，颗粒剂。

三诊：服上方后情绪较前稳定，情绪低落基本消失，睡眠已正常，双膝下凉消失。现手足汗多，手指腹及大小鱼际有白色小疱疹，瘙痒，周围泛红，搔烂后会少量渗血。手足汗多，食欲差，时有反酸烧心，口气重，口苦，偏凉饮，大便不成形，

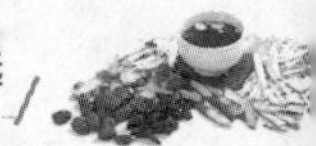

小便调，眠可。舌稍红，苔稍黄腻，脉滑细。

处方

柴胡10g	黄芩12g	当归10g	炒白芍15g
桂枝15g	炒酸枣仁15g	龙眼肉15g	半夏15g
陈皮10g	栀子15g	炒莱菔子30g	生龙骨30g
生牡蛎30g	黄芪10g	炙甘草10g	茯神15g
远志10g	青皮10g	蝉蜕30g	瓦楞子30g

15剂，颗粒剂。

四诊：服上方效可。现情绪可，睡眠可，无手足汗出，手足疱疹无瘙痒。服上方食欲差，反酸烧心，胃疼痛，遂停药，喜热饮，体力可，大小便可。脉弦紧数。

处方

柴胡10g	黄芩12g	当归10g	炒白芍15g
桂枝15g	炒酸枣仁15g	龙眼肉15g	半夏15g
陈皮10g	栀子15g	炒莱菔子60g	生龙骨30g
生牡蛎30g	黄芪10g	炙甘草10g	茯神15g
远志10g	青皮20g	蝉蜕30g	煅瓦楞子30g

30剂，颗粒剂。

五诊：服上方后效佳，情绪可，纳、眠可，二便调，身力可，口中和，无偏饮，无传染病史及接触史，已不烧心。脉弦细数。

处方

柴胡10g	黄芩12g	当归10g	炒白芍15g
桂枝15g	炒酸枣仁15g	龙眼肉15g	半夏15g
陈皮10g	栀子15g	炒莱菔子60g	生龙骨30g
生牡蛎30g	黄芪10g	炙甘草10g	茯神15g
远志10g	青皮20g	蝉蜕30g	合欢皮15g

30剂，颗粒剂。

处方解读

患者因压力大出现情绪低落、焦虑、思虑多，可知患者情志不畅。情志不畅首伤心肝脾，患者又失眠、入睡困难，故本方以小柴胡汤和桂枝加龙骨牡蛎汤作为基础方进行加减。舌质红，偏凉饮提示身有热，用栀子清热；难复睡，多梦，用炒酸枣仁滋心阴、养心血助眠；无食欲，食后腹胀，反酸，为脾胃气机不畅，用陈皮理气、炒莱菔子通气、黄芪补气；苔白腻，脉滑数，提示阳虚，用当归补血、龙眼肉补阳治之。二诊，服上方效可，故效不更方，睡眠有所改善，故用茯神加强助眠效果；自觉双膝下凉，为肾阳虚，用远志入肾经，温补滋肾。三诊，服上方效可，故效不更方，又因时有反酸烧心，口气重，口苦，偏凉饮，大便不成形，加青皮理气温脾，蝉蜕性寒可发

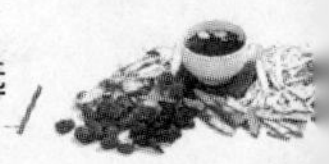

表祛风祛热。四诊，服上方效可，故效不更方，因反酸烧心、胃疼痛，故用青皮、煅瓦楞子理气温脾和胃；炒莱菔子性平和，健脾养胃。五诊，服上方效可，故效不更方，去煅瓦楞子，加合欢皮以安五脏、利心志，巩固安神助眠作用。

第十二节　肥厚性心肌病

处方实录

病人基本情况（胜某，女，77岁，2018年10月12日初诊。）

主诉：间断心悸7年，一过性意识丧失4次。

现病史：7年前无明显诱因出现心悸、胸闷，无胸痛，持续1分钟缓解，7年来反复发作，曾就诊于某医院，按“肥厚性心肌病、心律失常、慢快综合征”治疗，期间晕厥4次，建议安装起搏器。现时心悸，胸闷，头晕黑蒙，心中烦躁，纳少，稍食而饱，恶心，偏湿软之食，咽干，眠差，大便干结，小便调，身乏力。舌质红，苔白厚腻，脉弦。

辨证：痰热痹阻兼气血两虚。

处方

柴胡10g	黄芩9g	姜半夏30g	陈皮10g
茯苓10g	枳实15g	麦冬15g	炒白芍15g
炒酸枣仁15g	肉苁蓉15g	人参15g	黄柏10g
巴戟天10g	仙灵脾10g	生龙骨30g	生牡蛎30g

10剂，水煎服。

二诊：服上方，改善不明显，病情稳定。发作时心前区疼痛，痛引肩膀、痛彻后背，持续1分钟缓解，发作时欲摔倒，无头晕，无恶心呕吐，休息后减轻，半月发作1次，饮食增进，入睡困难，多梦，乏力，心中烦躁易怒，阵发性烘热汗出，大便干。舌红少苔，脉沉细。

处方

柴胡10g	黄芩9g	姜半夏30g	陈皮10g
茯苓10g	枳实15g	麦冬15g	炒白芍15g
炒酸枣仁15g	肉苁蓉15g	人参15g	黄柏10g
巴戟天10g	仙灵脾10g	生龙骨30g	生牡蛎30g
厚朴10g	桑叶30g		

14剂，水煎服。

三诊：服上方胸闷、心悸减轻。前日夜眠时胸闷憋醒，白日心悸、胸闷发作时持续半日方可缓解，每月发作2次左右。

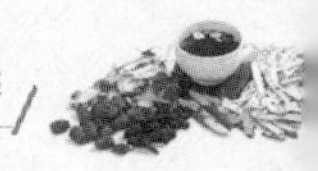

现饮食增加，夜眠噩梦频繁，心中烦躁，自汗、盗汗加剧。舌淡红，苔薄白，脉弦滑。

处方

柴胡10g	黄芩9g	姜半夏30g	陈皮10g
茯苓10g	枳实15g	麦冬15g	炒白芍15g
炒酸枣仁15g	肉苁蓉15g	人参15g	黄柏10g
巴戟天10g	仙灵脾10g	生龙骨30g	生牡蛎30g
厚朴10g	桑叶30g	仙茅10g	知母10g
浮小麦30g	大枣10枚		

14剂，水煎服。

四诊：服上方胸闷基本消失。现仍有入睡困难，多梦，身困乏力，但较以前改善，心中烦躁，畏寒，纳增，便秘。舌暗红，苔薄黄。

处方

柴胡10g	黄芩9g	姜半夏30g	陈皮10g
茯苓10g	枳实15g	麦冬15g	炒白芍15g
炒酸枣仁15g	肉苁蓉15g	人参15g	黄柏10g
巴戟天10g	仙灵脾10g	生龙骨30g	生牡蛎30g
厚朴10g	桑叶30g	仙茅10g	知母10g

14剂，水煎服。

五诊：服上方期间，胸闷发作 2 次，意识模糊发作 1 次，阵发性烘热汗出，心中烦躁，多梦，不耐寒热，乏力，短气，欲睡，大小便正常，饮食尚可。舌暗红，脉弦细。

处方

柴胡10g	黄芩9g	姜半夏30g	陈皮10g
茯苓10g	枳实15g	麦冬15g	炒白芍15g
炒酸枣仁15g	肉苁蓉15g	人参15g	黄柏10g
巴戟天10g	仙灵脾10g	生龙骨30g	生牡蛎30g
厚朴10g	桑叶30g	仙茅10g	知母10g
熟地黄15g	山萸肉15g	生山药30g	

14剂，水煎服。

六诊：服上方心烦减轻，饮食增进，烘热汗出减少，2019 年 2 月 19 日出现胸闷，持续 3 小时左右，服救心丸减轻，次日头晕发作，5 秒钟缓解。身力增，二便调，眠正常。舌暗红，苔薄，脉细。

处方

柴胡10g	黄芩9g	姜半夏30g	陈皮10g
茯苓10g	枳实15g	麦冬15g	炒白芍15g
炒酸枣仁15g	肉苁蓉15g	人参15g	黄柏10g
巴戟天10g	仙灵脾10g	生龙骨30g	生牡蛎30g

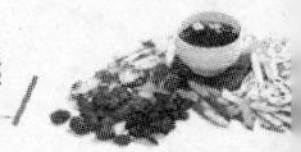

厚朴10g	桑叶30g	仙茅10g	知母10g
熟地黄15g	山萸肉15g	生山药30g	桂枝10g

14剂，水煎服。

七诊：服上方期间胸闷发作3次，先出现左背部疼痛，随后心悸胸闷，持续3~4小时，服救心丸好转，次日出现一过性头晕。现纳呆，口干，大便稀夹干结块，眠差，时入睡难，心烦急躁，双下肢麻木，身乏力。舌暗红，苔薄白，脉细。

处方

柴胡10g	黄芩9g	姜半夏30g	陈皮10g
茯苓10g	枳实15g	炒白芍15g	炒酸枣仁15g
肉苁蓉15g	人参15g	黄柏10g	巴戟天10g
仙灵脾10g	生龙骨30g	生牡蛎30g	仙茅10g
知母10g	熟地黄15g	山萸肉15g	生山药30g
代赭石30g			

14剂，水煎服。

八诊：服上方胸闷症状明显减轻，近1月发作1次。现纳可，眠一般，身乏力，可行走，大便溏结不调，时腹鸣，小腿酸困，畏寒。舌暗红，苔薄白。

处方

黄柏30g	砂仁20g	青皮10g	炒白芍10g

炙甘草10g	厚朴10g	桑叶30g	仙茅10g
知母10g	熟地黄15g	山萸肉15g	生山药30g
桂枝10g			

14剂，水煎服。

九诊：服上方诸症均减。时有阵发性烘热汗出，伴乏力，2019年因右上肢麻木疼痛于某胸科医院就诊并住院，诊断为“右胸动脉狭窄，冠状动脉粥样硬化，肥厚心肌病”，治疗好转出院。现偶有头蒙，纳呆，大便溏，口干，身乏力，心中烦，畏寒，时有胸闷。舌暗红，苔薄白，脉细。

处方

黄柏30g	砂仁20g	炒白芍10g	炙甘草10g
仙茅10g	知母10g	熟地黄15g	山萸肉15g
生山药30g	代赭石30g		

14剂，水煎服。

十诊：服上方效可，胸闷减轻，仍有一过性头晕，右足时有疼痛，身乏力，纳可，眠一般，时有入睡困难，口干，情绪低落，心烦。舌暗红，苔薄白，脉细。

处方

柴胡10g	黄芩9g	炒白术15g	茯神10g
桂枝15g	炒酸枣仁9g	龙眼肉15g	栀子10g

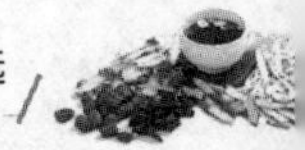

炒莱菔子30g　生龙骨30g　生牡蛎30g　黄芪30g
炙甘草15g
14剂，水煎服。

十一诊：服上方效可，近2日心悸、胸闷复发，心率在110次/分左右，仍有一过性头晕，胃中发硬发胀，易饥饿，易头部出汗，阵发性烘热汗出，平素怕热，冬天怕冷，心烦，咽干，口干不苦，身乏力，纳可，眠可，大小便正常。舌淡红胖，苔白，脉细。

处方

炙甘草30g　人参15g　桂枝15g　生地黄30g
麦冬10g　陈皮15g　火麻仁10g　生龙骨30g
生牡蛎30g　生姜10g　大枣10枚
14剂，水煎服。

十二诊：服上方效可，胸闷减轻。现左侧肢体活动不利（9月9日出现脑梗塞），言语不清，头晕较前减轻，口干苦减轻，身乏力，纳差，偏凉饮，眠一般，多梦，心烦急躁，二便可。舌淡红，苔白腻，中裂纹，脉数。

处方

柴胡10g　黄芩10g　半夏10g　陈皮10g
天麻10g　茯苓10g　枳实15g　当归10g

白芍10g	丹参30g	伸筋草30g	络石藤30g
川牛膝10g	黄芪30g	全蝎10g	

14剂，水煎服。

十三诊： 服上方，症状好转。现心悸，胸闷，汗出气短，头晕头蒙，嗳气，身乏力，口干，口黏，心烦，纳差，偏冷饮，眠差，小便可，大便干。舌质暗红，苔白，脉沉细。

处方

炙甘草30g	人参15g	桂枝15g	生地黄30g
麦冬10g	陈皮15g	火麻仁10g	生龙骨30g
生牡蛎30g	生姜10g	大枣10枚	生山药30g

14剂，水煎服。

处方解读

君火是人体主持神明之火，是正常精神意识思维活动的物质基础。君火有余，神明被扰，则会出现心烦懊恼、失眠多梦、心悸不适；君火势微，火不养神，就会神疲乏力。头属清窍，有赖气血的滋养，以发挥正常的功能活动。久病不愈，耗伤气血，加之年老阳气虚衰，而脾胃虚弱。脾胃虚弱，后天之本受损，不能健运水谷以生化气血，气血乏源，以致气血两虚。临床症见头晕，头晕多数情况下较轻，但持续存在，休息后有

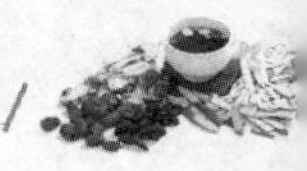

所好转，面色不华，心悸少寐，纳差，舌体淡胖，苔薄白，脉沉细弱或细涩。患者舌苔白腻、胸闷、胸痛，痰浊痹阻胸阳之象已显，活动中胸闷出现，休息后缓解，兼有虚象也，《经》云“劳则气耗”，劳则汗出于外而气耗于内，若素体宗气不足，遇劳宗气更虚，胸阳不展，故胸闷加重。方选八珍汤加减。二诊症见心烦胸闷，伴见阵发性烘热汗出，大便干，舌红苔少，脉弦细。治以养阴疏肝、清热息风，方用小柴胡汤加减。三诊汗出较甚加浮小麦、仙灵脾、知母，以调理冲任，燮理阴阳。

第十三节　多涎

处方实录

病人基本情况（毛某某，女，33 岁，2019 年 12 月 12 日初诊。）

主诉：流口水 3 年，口臭半年。

现病史：患者 3 年来醒后流口水、口臭、口苦，口不黏，偏温饮，易呃逆，饮凉水后易腹泻，心不烦，脾气急，有黑眼圈，鼻腔遇冷热流清涕，二便可，爬楼时乏力。舌质淡红、边

齿痕，苔白，脉滑。

即往史： 过敏性鼻炎病史。

辨证： 痰饮郁阻，脾胃湿热。

处方

柴胡10g	黄芩10g	半夏10g	茯苓10g
桂枝10g	干姜10g	蝉蜕10g	僵蚕10g
黄芪30g	炙甘草10g		

7剂，水煎服。

二诊： 服上方，流涎、口臭减轻。过敏时呼吸起伏消失。舌红，苔薄白，脉滑。

处方

金钱草10g	厚朴10g	佩兰10g	柴胡10g
黄芩10g	半夏10g	茯苓10g	桂枝10g
干姜10g	蝉蜕10g	僵蚕10g	黄芪30g
炙甘草10g			

14剂，水煎服。

处方解读

患者流口水，偏温饮，饮凉后易腹泻，舌边有齿痕，为脾虚湿盛之象；湿郁化热故口臭、口苦；脾气急，为肝气郁滞、郁

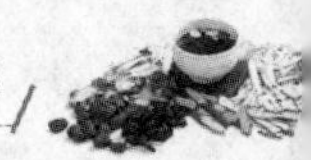

而化火所致；遇冷热流清涕、打喷嚏，为营卫不和的表现。综上，可以辨证为痰饮郁阻，脾胃湿热。二诊过敏性鼻炎症状消失，流涎、口臭症状减轻，口苦加用金钱草以清利肝胆，厚朴、佩兰加强燥湿力度。

处方以柴胡桂枝干姜汤加减，因患者流口水，故去天花粉、牡蛎甘寒、咸寒生津之品，加半夏、茯苓有二陈汤之意以健脾祛湿。患者遇冷遇热均流鼻涕，说明对冷热空气均过敏，加用黄芪以实卫。桂枝祛寒，蝉蜕、僵蚕祛风热，如此寒热兼顾。蝉蜕、僵蚕二药经研究表明，有一定抗过敏作用。

第十四节　嗳气

处方实录

病人基本情况（柳某某，女，24岁，2020年6月8日初诊。）

主诉：嗳气1年余。

现病史：1年前睡眠差，后出现嗳气，频繁于各医院进行幽门螺旋杆菌检测，吃药治疗后，嗳气加重，入院查胃镜提示轻微胃糜烂食管反流，服用中药后效不佳。嗳气时自觉气从小腹向上顶，纳少，口干口苦，咳嗽，心烦暴躁。少汗，入睡困难，大便可，小便色黄，喜凉饮。

辨证：肝肾阴虚，火灼肺胃，肺胃气逆。

处方

黄柏30g　砂仁20g　青皮10g　炒白芍10g
炙甘草10g
10剂，水煎服。

二诊：服上方，效一般。现仍嗳气，发现运动后气上冲明显，纳少，口苦，白天易犯困，大便可，小便色黄。

处方

川楝子9g　黄芩9g　半夏15g　枳实10g
炒白芍15g　麦冬15g　黄柏10g　炒白术15g
炒薏苡仁15g　龙眼肉15g　党参15g　炙甘草15g
10剂，水煎服。

三诊：服上方排气多，气上冲减轻，但运动后嗳气明显，纳可，口苦，偶有乏力，大便质稀，小便色黄。

处方

川楝子9g　黄芩9g　半夏15g　大枣30g
炒白芍15g　麦冬15g　黄柏10g　代赭石15g

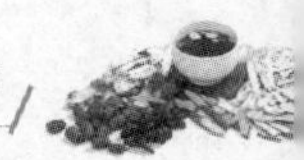

炒薏苡仁15g　龙眼肉15g　党参15g　炙甘草15g

干姜40g

10剂，水煎服。

四诊： 服上方效可。现仍嗳气频发，较前减少，食欲可，纳食正常，口不苦。下午排气多，身乏力，手足心出汗，睡眠好转，大便质稀，1日1次，小便调，心烦急躁不明显。

处方

旋覆花15g（包煎）　代赭石30g（包煎）

炒白芍15g　香附15g　乌药15g　党参15g

炙甘草10g　大枣5枚

10剂，水煎服。

处方解读

患者自觉胃中之气上冲，冲后咳嗽，表现出肺胃气逆的征象。分析本病形成的原因，素体肝肾阴虚，故出现眠差，日久化热伤阴，内热引动肝风，发于胃则气逆上冲，出现嗳气；《经》云："阴虚则内热"，患者口苦，并无头晕、恶心，乃少阳三焦相火妄动之征，妄动之相火由何而出？究相火浮越之由有三：一者下焦阴盛，逼阳外越，所谓"水寒不养龙"；二者下焦阴虚，阴不涵阳，所谓"水浅不养龙"；三者土虚，相火失于遁藏。相火寄于肝肾二部，在正常情况下，相火动中见静，藏于下焦，通过枢机的敷畅宣达三焦，一方面发挥少火生气的功用，推动和激发机体脏器的活动，同时又奉养君火，调节和宣展情志，完成人体的行为和情志活动。肝肾相火上冲，可导致多种疾病，若相火燔灼脾土可致口唇干燥；冲犯胃土，则胃气不降，可致呃逆、呕吐、嗳气；引动胆火，则口苦；扰及心神则心烦急躁，失眠多梦。故此证首要目标为压制亢盛之相火。

第十五节 痞证

处方实录

病人基本情况（白某，女，21岁，2017年6月29日初诊。）

主诉：间断胃胀10余年。

现病史：10余年前无明显诱因出现胃胀，间断发作，多在饭后发作，时轻时重，自服保和丸后症状减轻。现饭后胃胀，反酸，烧心，夜间磨牙，晨起牙龈出血，经前明显，常伴有右侧乳房胀痛，乏力，心不烦，唇干，口中和，纳可，喜热饮，

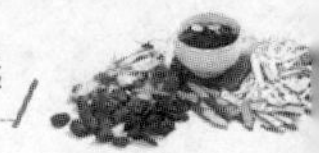

眠浅易醒，近2日腹泻，日2次，小便可，月经量、周期可，无痛经。舌淡红，边齿痕，苔白，脉数。

既往史： 过敏性鼻炎病史，口唇中裂疖病史。

辨证： 肝胃阴虚，脾胃不调，热壅气滞。

处方

黄柏30g　干姜10g　砂仁20g　芦根30g
枸杞子30g　炙甘草15g
15剂，颗粒剂。

二诊： 服药后胃胀减轻。现仍有食后胃胀，口唇干裂，时心烦，身乏力，口中和，纳可，喜热饮，眠浅易醒，二便调，夜间磨牙。舌尖红，苔薄白，脉滑。

处方

熟地黄10g　当归10g　炒白芍10g　芦根30g
黄柏10g　砂仁10g　干姜10g　麦冬10g
炙甘草10g
15剂，颗粒剂。

三诊： 服上方症状消失。现症状反复，食多或冷饮后易腹胀，心烦急躁，12点左右胃脘疼痛。纳尚可，偏湿软之食，口中和，眠浅易醒，时彻夜难寐，身乏力，时心烦，大便稍干，小便可。舌淡红，苔白腻，脉滑数。

处方

柴胡10g	黄芩12g	半夏30g	黄连6g
干姜10g	砂仁15g	炒薏苡仁15g	云母15g
党参15g	合欢皮15	珍珠母30g	炙甘草15g

10剂，水煎服。

四诊：服上方期间觉大便偏溏，无腹胀、腹痛等其他不适，纳可，偏湿软之食，口中和，夜眠浅易醒，醒后复眠可，多梦，磨牙明显，心烦易急，急躁甚觉耳疼痛，身乏力，大便溏，小便可。舌淡红，苔白腻，脉滑。

处方

柴胡10g	黄芩12g	半夏30g	黄连6g
干姜10g	砂仁15g	炒薏苡仁15g	云母15g
党参15g	合欢皮15g	珍珠母30g	炙甘草15g
炒白术15g	芦根60g		

10剂，水煎服。

五诊：服上方效可，腹胀减轻，现夜间晚饭后出现胃胀，无反酸、烧心，消化不良，纳可，偏热饮，口中和，眠差，眠浅易醒，梦不多，入睡难，情绪可，大便干，小便可。舌暗红，苔薄白，脉滑数。

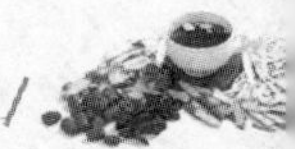

处方

柴胡10g	黄芩12g	半夏15g	陈皮10g
青皮10g	炒白芍10g	麦冬15g	桂枝10g
炒杏仁15g	炒薏苡仁15g	云母15g	黄芪30g
生龙骨30g	生牡蛎30g	炙甘草15g	大枣3枚
生姜30g			

10剂，水煎服。

六诊：牙龈肿痛，外耳道疼痛，心情闷忧，心烦急躁。脉数。

处方

柴胡10g	黄芩9g	知母10g	炒白芍10g
枸杞子10g	炒白术10g	干姜10g	黄柏10g
砂仁10g	炒杏仁10g	炙甘草10g	

10剂，水煎服。

七诊：服上方，牙龈肿痛症状较前缓解。现入睡困难，眠浅易醒，梦多，甚则彻夜难眠，胃胀，夜间剑突下疼痛，消化不良，经行腹痛，心烦急躁，纳一般，偏热饮，小便频，大便可。近 5 天无尿频尿急，查尿常规，白细胞 2+，管红细胞 3 个，月经刚过 2 天。脉数。

处方

熟地黄15g	山萸肉15g	生山药30g	茯苓12g

泽泻9g　　牡丹皮9g　　蒲公英15g　　瞿麦15g
黄柏10g　　炒白芍15g　　干姜10g　　白茅根15g
10剂，水煎服。

处方解读

《经》云：“诸胀腹大，皆属于热；诸痛痒疮，皆属于心”，然热有虚实之分，痛有缓急之别。“女子以肝为先天”，素体肝阴不足，阴虚则阳旺。该患者的突出表现为胃脘部胀痛10年余，烧心、晨起牙龈出血，综合以上分析，病性偏向于属虚属热。喜热饮，“胃以喜为补”，胃阴不足兼脾脏虚寒之征明矣。若脾胃津液输布不调，清气在下则生飧泄，浊气在上则生䐜胀，故腹胀腹泻；胃不和则卧不安，故见眠差；“东方生风，风生木，木生酸，酸生肝”，肝火犯胃，胆胃不和，胃失和降，故反酸、烧心；胆热扰心，心神失养则心烦急躁。综合以上分析，证属肝胃阴虚郁热，脾胃不调，热壅气滞。治以清胆和胃，养肝健脾。

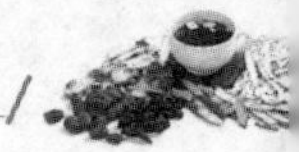

第十六节　胃痛1

处方实录

病人基本情况（郭某某，男，59岁，2020年5月8日初诊。）

主诉：胃热、胃痛10年，加重半月。

现病史：10年前无明显诱因出现胃热、胃痛，未系统治疗。半月前食西瓜后胃热、胃痛症状加重，口中灼热感，呃逆，无反酸，胃痛症状白天明显，饥饿时疼痛加重，夜间减轻。2020年5月6日至某医院行胃镜示：①反流性食管炎（B级）；②慢性非萎缩性胃炎伴糜烂（不考虑幽门螺旋杆菌感染）。时有心烦急躁，纳眠可，晨起口干苦明显，时有身乏力，小便可，偏热饮，吃凉后易腹泻，每日2~3次。舌淡红，苔白厚腻，脉弦细。

辨证：脾胃虚寒，肝胆郁热。

处方

柴胡10g	黄芩9g	半夏15g	陈皮10g
桂枝10g	炒白芍15g	香附15g	高良姜10g

丹参15g	生山药15g	黄连3g	炙甘草15g
大枣3枚			

14剂，水煎服。

二诊：服上方2剂，胃已不痛、不热。现时有烘热汗出。舌红，苔薄白，脉弦细。

处方

乌梅15g	黄连9g	黄柏10g	细辛10g
干姜10g	川楝子6g	肉桂3g	当归15g
制附子9g	砂仁10g	炙甘草15g	大枣3枚
桂枝10g	枸杞子15g		

14剂，水煎服。

处方解读

临床上许多慢性病、疑难病往往虚实夹杂、寒热错杂。本案即是如此，病已十年之久，患者症状较多，但可以分为两类：一类是胃热、口中灼热、心烦急躁、晨起口干口苦，胃痛白天明显、夜间减轻，此为热象、实象；另一类是患者饥饿时胃痛加重，偏热饮，进食凉物后腹泻，此为寒象、虚象。进一步分析此患者病位可定位于肝、胆、脾、胃。久病多虚多寒，虚和寒往往是本质，实和热大多是标象。据此本案可辨证为脾胃虚

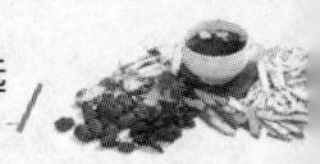

寒，肝胆郁热。另患者胃热呈阵发性，又伴有心烦急躁，根据张怀亮教授的经验，不除外同时合并相火为患。由于辨治准确、选方用药得当，患者服药后效果明显，胃痛、胃热症状完全消失，停药后症状有所反复。二诊因患者有烘热汗出，仍考虑相火所致，于上方加枸杞子以加强滋补肝肾之力继服。

二诊处方以乌梅丸合封髓丹加减。乌梅丸是《伤寒论》中治疗厥阴病的主方，仲景在条文中指出，本方治疗蛔厥，又主久利，经临床实践，此方对于一些顽固的慢性腹泻确有良效。但本方的主治范围绝不限于此，凡脾胃虚寒、肝胆有热的久病患者，均可考虑使用本方，本方应用得当，常可处理一些疑难病。加用封髓丹主要是收纳相火。张怀亮教授临证擅于从相火辨治疑难杂症，凡阵发性的、发作性的“热象”，均需考虑是否为相火引起。封髓丹为治疗相火旺盛最主要的方子。

第十七节 胃痛2

处方实录

病人基本情况（王某某，女，57岁，2020年5月8日初诊。）

主诉：胃脘痛，伴有心烦1年。

现病史：患者1年前因糜烂性胃炎出现胃脘痛，伴有胸闷，善太息，口不黏，口苦口干，偏热饮，不喜食凉物，烘热汗出，心烦急躁，大便1日1次，小便调。脉细数。

辨证：肾阴阳两虚。

处方

熟地黄15g	炒白芍10g	当归15g	枸杞子15g
知母15g	黄柏10g	香附15g	高良姜10g
巴戟天10g	仙灵脾10g	生龙骨10g	生牡蛎10g
砂仁10g	炙甘草10g	生山药30g	

10剂，水煎服。

二诊：现胃痛减轻，口苦减轻明显，无恶心呕吐，偶有腹胀，心烦急躁、烘热汗出明显减轻，纳可，稍有口苦，喜热食，

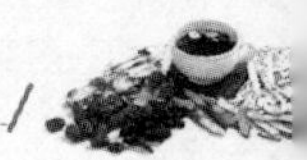

眠可，二便可。便溏，每日1~2次。脉数。

处方

熟地黄15g	炒白芍10g	当归15g	枸杞子15g
黄芩6g	炒黄柏10g	香附15g	干姜10g
川楝子6g	炒白术15g	巴戟天10g	仙灵脾10g
生龙骨10g	生牡蛎10g	砂仁10g	炙甘草10g
生山药30g			

10剂，水煎服。

处方解读

整体观念是中医的特色，不能头痛医痛、脚痛医脚，要做到这一点，有时也很难，本案患者即是如此。患者因胃脘痛来诊，但张怀亮教授却辨证为肾阴阳两虚（以阴虚为主），乍一看，与胃痛无关，其实是肾阴阳两虚、相火妄动燔灼脾胃引起的胃脘痛。这些从患者的年龄（年过四十，阴气自半），以及心烦急躁、烘热汗出可以辨证得出。张怀亮教授临证善于从相火辨治内科杂病，他认为相火即龙雷之火，是生于命门之火，与肾关系密切，相火通过三焦运行周身，以发挥其温煦气化之职。相火有生理及病理之分，病理之相火无处不到，是许多疾病的根源，临床如能充分认识相火的生理病理，就能治疗许多疑难病。二诊时患者诉服药后症状明显减轻，但出现大便溏，每日 1~2 次，故去偏凉之知母，将高良姜换为干姜，温中之力更强，又加炒白术健脾止泻。加川楝子、黄芩者，一为清利肝胆，治疗患者心烦急躁、口苦等；一为泻肝，防止肝木太过，克伐脾土，泻肝以实脾也。

处方以二仙汤、封髓丹、良附丸加味。二仙汤的病机为肾阴阳两虚，本方临床常用于治疗更年期综合征，对于更年期妇女的潮热汗出、心烦急躁、口干口苦、腰酸腰痛等有较好的疗效。封髓丹是张怀亮教授非常常用的方子，用于相火妄动之证。患者多有反复发作的“热”，经一般的清热治疗效果不佳，又不是阳虚虚阳上浮或外越，则多为相火妄动所致，应用封髓丹效果较好。良附丸温中和胃，理气止痛，此处用来治“标”，加龙骨、牡蛎一为镇静安神，一为收敛相火；加熟地黄、白芍、枸杞子滋补肝肾，有利于相火的潜藏。

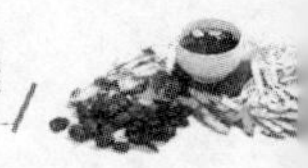

第十八节　胃胀

处方实录

病人基本情况（武某某，女，64 岁，2019 年 11 月 6 日初诊。）

主诉：胃脘部胀满不适 4 天。

现病史：4 天前口服降压药后出现胃脘部胀满不适，自觉嘈杂感，呈阵发性，夜间明显，伴有心烦、急躁易怒，身乏力，口干苦，情绪低落，兴趣差，阵发性烘热汗出，纳差，偏温饮，眠差，多梦噩梦，大便溏，小便可。舌暗，苔薄白，脉滑数。

辨证：肝肾阴虚，相火偏旺，肝郁脾虚，心神被扰。

处方

川楝子9g	黄芩9g	当归10g	炒白芍15g
炒白术15g	炒酸枣仁15g	龙眼肉15g	黄柏10g
巴戟天10g	仙灵脾10g	生龙骨30g	生牡蛎30g

10剂，水煎服。

二诊：服上方，效可，胃胀满减轻，现仍口干口苦，夜间阵发性烘热汗出明显，身乏力，纳一般，偏热饮，眠改善，入眠可，多梦，大便干结，小便可。舌暗红，苔白，脉滑数。

处方

川楝子9g	黄芩9g	当归10g	炒白芍15g
炒酸枣仁15g	龙眼肉15g	黄柏10g	巴戟天10g
仙灵脾10g	生龙骨30g	生牡蛎30g	金钱草30g
炒莱菔子30g	黄芪60g		

10剂，水煎服。

处方解读

临床往往会遇到一些病人症状繁多，此时就需要医者理清头绪，思路清晰。本案患者即是如此，胃胀、纳差、偏温饮、大便溏为脾胃症状，是困扰患者的主要症状。结合患者舌苔薄白，脉滑数，说明患者有脾虚，但并不重。脾胃问题不严重，但胀满明显，显然是气机的问题，这时很自然会进一步想到肝胆，再看患者情绪低落、兴趣差、急躁易怒、口干苦，肝郁气滞、肝火旺的证据存在。患者有阵发性烘热汗出，再结合老年女性这一特定的年龄段，说明肝肾阴虚、相火偏旺的病机也是存在的，且该患者胃部嘈杂感呈阵发性发作，夜间明显，与相火旺的表现相符，证明胃部不适也与相火有关。患者又有眠差、噩梦、心烦，说明心神被扰，心不藏神。综上，患者肝、心、

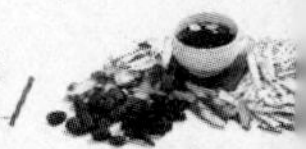

脾、肾四脏均有受累，可以辨证为肝肾阴虚，相火偏旺，肝郁脾虚，心神被扰。二诊患者服药后胃胀减轻，但出现大便干结，故去炒白术，加用炒莱菔子，理气消胀通便；因有口苦加金钱草清利肝胆；夜间阵发性烘热汗出、身乏力，重用黄芪60g补气实卫。所谓“少火生气，壮火食气”，肝气郁结、肝火旺的病人，日久往往会出现少气乏力等气虚表现，张怀亮教授认为，此即“壮火食气”，可在疏肝清热理气之中加用黄芪以补气。

从以上辨证可知，该案患者病机复杂。人是统一的整体，临床上久病之人，往往非一脏一腑受病，通常是多脏腑同病，虚实夹杂，寒热错杂。这其中也有规律可循，张怀亮教授临证发现，在不寐、头晕、头痛、焦虑、抑郁等病人中，往往心、肝、脾同时受病，还通常影响及肾，表现为四脏同病。据此，张怀亮教授创立了经验方三调汤及四调汤，三调汤组成为：柴胡10g，黄芩9g，当归15g，白芍15g，炒白术15g，茯苓15g，枸杞子15g，炒酸枣仁15g，龙眼肉15g，炙甘草6g。从心、肝、脾论治，具有疏肝清热、养心健脾的作用。四调汤是在三调汤基础上加熟地黄15g、黄柏10g，即加入滋肾阴、清相火之品，以兼顾肾。

该案初诊以四调汤合二仙汤加减，因患者有烘热汗出，故将柴胡换为川楝子；有脾虚，去二仙汤中知母；肾阳虚不重，去仙茅。

第十九节　泄泻1

处方实录

病人基本情况（郭某某，女，32岁，2017年4月25日初诊。）

主诉：腹泻20年。

现病史：20年前无明显诱因出现腹泻。20年来晨起及三餐后需如厕，便急，便中夹不消化食物，吃辛辣症加，食欲可，身乏力，白带多，色黄稠，小腹胀，平躺时明显，俯卧时减轻，稍烦，口中和，纳可，喜热饮，入睡难，小便频。舌红尖赤，舌面散在多点刺，苔白腻，脉弦滑数。

辨证：脾虚有寒，湿郁化热。

处方

柴胡10g	黄芩9g	炒白芍15g	炒白术15g
茯苓15g	黄连3g	干姜10g	炒薏苡仁30g
陈皮10g	防风10g	党参15g	炙甘草10g

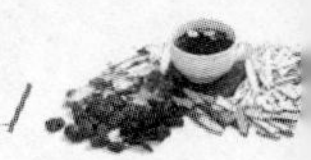

10剂，水煎服。

二诊：服上方病情改善不明显，现仍大便稀溏不成形，1日2~3次，便前无腹痛，便中仍夹有不消化食物，小腹部坠痛，平躺时明显，小腹胀，纳可，易饥饿，喜热饮，身乏力，心烦急躁，口中和，饭后胃脘部不适，睡眠差，有睡意，入睡难，小便调，白带黄稠、量多，月经正常。舌红，苔薄白。

处方

柴胡10g	黄芩9g	炒白芍15g	炒白术15g
茯苓15g	黄连3g	干姜10g	炒薏苡仁30g
陈皮10g	防风10g	党参15g	炙甘草10g
桂枝10g	砂仁9g	大枣3枚	

10剂，水煎服。

处方解读

腹泻，餐后欲便，是典型的脾虚表现；大便中夹有不消化食物、身乏力、喜热饮、腹胀，均为脾气虚、脾阳不足的表现；食欲尚可，是胃的受纳功能尚可。土虚者，木易来乘，故见大便急迫、腹痛；脾胃虚弱，气血生化乏源，肝木失养则心烦急躁；心血不足、心不藏神则入睡困难；脾失健运，湿邪内生，郁而化热则白带多、色黄稠。进食辛辣后腹泻加重，是因辛辣之品能加重湿热之故。舌红尖赤、舌面散在点刺、脉弦滑数，是心肝有热、内有湿热之象。纵观该案病机为脾虚有寒，土虚木乘，湿郁化热，心肝有热，有虚有实，有寒有热。张怀亮教授常说："虚实夹杂、寒热错杂者目前临床上非常常见，增加了辨证的难度，医者须识得热中的寒、实中的虚，方能把握住疾病的本质。"二诊加入砂仁，是取砂仁芳香醒脾之力；加桂枝者，是因桂枝有升肝的功效。黄元御云："肝随脾升，胆随胃降"，脾虚腹泻日久之人，湿邪下走，脾气下陷，宜加用升肝药，升肝即是升脾，有利于脾胃功能的恢复。

处方以连理汤、痛泻要方和小柴胡汤加减，其中以理中汤坐镇中州治疗脾胃虚寒，是处方的核心，理中汤加茯苓、黄连为连理汤，加茯苓加强健脾利湿之力，加黄连祛除湿郁所化之热。目前临床观察，治疗慢性腹泻，连理汤较理中汤效果要好。其中黄连配黄芩也有葛根芩连汤去葛根之意，有口干、肛门重坠、肛周灼热红肿者加之，无则将葛根去之，颇妙。以痛泻要方调和肝脾关系，其中炒白芍泻肝（脾虚明显的腹泻，用炒白芍，仲景在《伤寒论》中有云："太阴为病，脉弱，其人续自便利，设当行大黄芍药者，宜减之，以其人胃气弱，易动故也。"白芍炒用可以减轻其寒性，防止有伤脾之碍）、炒白术实脾、陈皮化湿理气，加防风者，为风药也，一为疏肝、二为祛风胜湿、

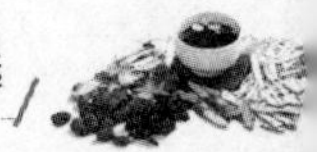

三为鼓荡胃肠道气机，促进其功能恢复。加小柴胡者，是为疏利肝胆，条畅气机，治木以安土。

第二十节　泄泻2

处方实录

病人基本情况（姚某某，女，69岁，2020年3月30日初诊。）

主诉：腹泻2月余。

现病史：患者于2月前无明显诱因出现凌晨4点腹泻，大便溏稀，怕冷，怕风，伴口干，鼻干，尿多，纳差，食欲差，心烦，喜热饮，夜眠可。左脉充盛，右脉沉。

辨证：脾肾虚寒。

处方

党参15g	炒白术15g	黄芩15g	干姜15g
补骨脂15g	肉豆蔻12g	炒白芍15g	防风15g
陈皮15g	炙甘草15g		

10剂，水煎服。

二诊：服药后腹泻明显好转，口干、鼻干稍好转，上午轻，下午重，口鼻干时心烦、乏力、急躁。怕冷，耳鸣，夜眠差，纳差，食欲很差，多饮多尿，偶有胃中反酸。左脉滑，右脉弦。

处方

党参15g	炒白术15g	黄芩15g	干姜15g
补骨脂15g	肉豆蔻12g	炒白芍15g	防风15g
陈皮15g	炙甘草15g	桂枝15g	炒酸枣仁15g
生龙骨30g	生牡蛎30g	黄柏15g	

17剂，水煎服。

处方解读

本案患者为典型的五更泻，腹泻在五更，再加上怕冷，食欲差，喜温饮，辨证为脾肾虚寒无疑。患者口干、鼻干、小便多，可以从脾阳虚、脾不化湿、脾虚不散津，肾阳虚、肾对水液的蒸腾气化功能减弱去考虑，目前临床上可见许多“干”的症状，如咽干、口干、皮肤干燥、眼干、鼻干、大便干等，乍一看是阴虚伤津为燥，其实好多是由湿、气虚、阳虚所致。该患者即是如此，其左脉充盛、右脉沉，左为阴为血，左脉充盛，说明阴血不亏，右为气为阳，右脉沉，是阳气不足的表现。二诊腹泻明显好转，口干、鼻干也有好转，证实了气虚阳虚致燥

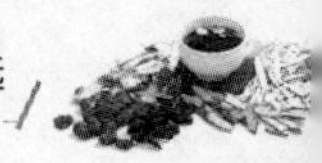

的观点，患者诉心烦急躁、夜眠差、耳鸣、反酸，再结合患者年龄，考虑肝肾阴虚，相火偏旺，此为患者阳气逐渐恢复，隐性病机逐渐显露所致。张怀亮教授讲病机分为显性病机和隐性病机，显性病机是引起患者目前主要症状的病机，其机理显而易见，隐性病机是暂时不引起主要症状、长期存在的、比较隐蔽而不易被医生辨识的病机，它虽暂时影响不大，但总有显露之时，并且大多隐性病机能够真正反映患者的体质特点。二诊加入桂枝升肝、炒酸枣仁安神，黄柏配龙骨、牡蛎意在收敛相火，引相火归位。

处方以理中汤合二神丸、痛泻要方加减，以理中汤温补脾胃，二神丸暖肾，二神丸出自《普济本事方》，谓其治："脾肾虚弱，全不进食"者。《外科发挥》云其功效为："一切脾肾俱虚，侵晨作泻，或饮食少思，或食而不化，或作呕，或作泻，或久泻不止，脾经有湿，大便不实者"。《饲鹤亭集方》云："火衰不能生土，脾胃虚寒，食少泻痢，腰痛脾泻，屡投补剂不应者"。综上，可以看出二神丸有两个突出的功效，一是治疗腹泻，二是增进食欲，主治脾肾阳虚证，用于本患者比较合适。加用痛泻要方者，以补脾柔肝，祛湿止泻。张怀亮教授认为"痛泻"是腹痛而泻，凡便前腹痛、便后缓解者均可应用痛泻要方。该方非大补大泻之剂，其立方目的意在调和肝脾关系，所以即使腹不痛，只要有便前腹部不适，便后缓解，或大便急迫者均可考虑应用。

第二十一节　泄泻3

处方实录

病人基本情况（邓某某，男，34 岁，2020 年 10月 12 日初诊。）

主诉：胃胀伴腹泻 3 年余。

现病史：3 年前遇冷后出现胃胀伴疼痛、腹泻，泻水样便，有下坠感，纳可，气短易乏力，腿酸，口干，口不苦，口中多涎，心烦急躁，偶有烘热汗出，平素喜食热，小便可，大便不成形。舌质淡，苔薄白，脉缓。

辨证：脾肾阳虚。

处方

党参10g　炒白术10g　茯苓10g　桂枝10g

猪苓10g　泽泻10g　防风10g　炙甘草10g

10剂，水煎服。

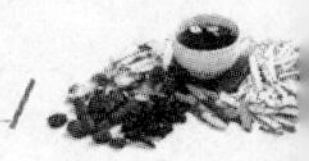

二诊： 服上方效可，腹泻较前减轻，心烦急躁减轻明显，烘热汗出未发。现胃胀痛，气短，纳可，偏热饮，口干口酸。入眠难，眠浅易醒，醒后难以复睡，眠差时身乏力、心烦急躁，大便不成形，饮酒后大便正常，小便可。脉缓。

处方

党参10g	炒白术10g	茯苓10g	桂枝10g
猪苓10g	泽泻10g	防风10g	炙甘草10g
青皮10g	炒白芍10g	干姜10g	

14剂，水煎服。

处方解读

本案患者腹泻，遇冷后出现胃胀痛、喜热食，腿酸，便时有下坠感，辨证为脾肾阳虚，但患者同时有心烦急躁，偶有烘热汗出，这一系列的症状、体征与前面的辨证明显不符。这是显性病机与隐性病机同时表现出症状所致。显性病机与隐性病机的说法为张怀亮教授所独创，他发现临床上许多患者，特别是久病患者，均同时存在显性与隐性两方面病机，如阴虚之人感受风寒之邪，这个风寒邪气并不一定立即从本化热，那么该患者就同时有两方面病机，一是外感风寒引起的、目前症状比较突出的显性病机；二是阴虚之体的本质，这是隐性病机。辨识隐性病机一方面可以提高辨证的准确度，另一方面也有利于指导临床用药。二诊后腹泻较前减轻，仍然有浅眠易醒，所以加上炒白芍、干姜，同时加青皮以去口干口酸。

处方以猪苓汤合痛泻要方加减。张怀亮教授临床治疗慢性腹泻时非常喜欢应用痛泻要方，主要是因为目前临床上大多数腹泻病人均有便前腹部不适、便后缓解的表现，这与现代医学功能性胃肠病中的肠易激综合征症状比较吻合，所以痛泻要方可以作为治疗肠易激综合征的常用方。

第二十二节　泄泻4

处方实录

病人基本情况（刘某某，男，31岁，2020年5月6日初诊。）

主诉: 腹泻半年余。

现病史： 患者从小饮食不和，易腹泻。半年前无明显诱因出现肛周不适伴疼痛，入肛肠科住院治疗，稍有好转，后间断服中药治疗。服药期间无食欲，食肉后出现腹泻、肠鸣音增强，

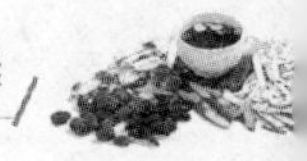

体重减轻约 5kg。现症见：晨起偶有干呕，食肉、韭菜、胡萝卜后常腹泻，心烦急躁。脉滑数。

辨证：胆热脾寒，肝脾不调。

处方

柴胡10g	黄芩9g	茯苓10g	炒白术10g
干姜10g	炒白芍10g	陈皮10g	防风10g
桂枝10g	生龙骨10g	生牡蛎10g	党参10g
炙甘草10g			

10剂，水煎服。

二诊：服上方腹泻消失。晨起干呕明显减轻，食欲增加。现在情绪激动时肠鸣音亢进，进食后也会肠鸣，晨起尾骨汗出，手足心出汗，口干口苦，小便偶尔色黄，眠可。脉滑数。

处方

柴胡10g	黄芩9g	茯苓10g	炒白术10g
桂枝10g	干姜10g	炒白芍20g	陈皮10g
防风10g	生龙骨10g	生牡蛎10g	党参10g
炙甘草10g			

10剂，水煎服。

处方解读

患者腹泻、口苦、晨起干呕、心烦急躁、偏温饮，肠鸣音亢进，脉滑数，辨证为肝脾不调，胆热脾寒。患者尾骨晨起汗出，手足心出汗，考虑为阴阳失调、营卫不和所致。处方以柴胡桂枝干姜汤、痛泻要方和桂枝加龙骨牡蛎汤加减。一诊后诸症减轻，故而二诊时将炒白芍用量加至20g，调理肝脾，扶木助升，散意收工。

第二十三节　泄泻5

处方实录

病人基本情况（袁某某，女，60岁，2020年3月25日初诊。）

主诉：怕冷、腹泻5年。

现病史：5年来怕冷，遇冷后腹泻，腹痛有下坠感，纳可，口中和，喜热食，自觉胃凉，无恶心、呕吐、头晕。腿酸乏力，眠可，小便可，大便质稀，偶有烘热汗出。舌胖大，边齿痕，脉弦紧。

既往史：高血压15年。

辨证：脾肾阳虚，湿热内蕴。

处方

党参10g	炒白术10g	茯苓10g	干姜10g
制附子10g	陈皮10g	防风10g	熟地黄10g
山萸肉10g	炙甘草10g		

10剂，水煎服。

二诊：服上方效可，病情十减其二。现怕冷，腹泻，腹痛下坠，泻后痛减，纳食正常，偏热食，胃中凉，胃痛，大便1日4次，心不烦。脉滑数。

处方

乌梅10g	黄连6g	黄柏9g	川楝子6g
桂枝10g	干姜10g	细辛10g	制附子9g
小茴香10g	炙甘草10g		

9剂，水煎服。

三诊：服上方效可，胃中冷稍缓解，腹泻、腹痛下坠均减轻。现心下满，胀痛，纳谷减少，大便1日2次，不成形，胃痛时吃生姜缓解。时至7月下旬，仍着棉马甲。脉滑数。

处方

乌梅10g	黄连6g	黄柏9g	川楝子6g
桂枝10g	干姜10g	细辛10g	制附子9g
小茴香10g	炙甘草10g	熟地黄15g	山萸肉15g
炒山药10g	生薏苡仁10g		

9剂，水煎服。

处方解读

此例泄泻为寒热、虚实夹杂之证。“诸厥固泄，皆属于下”，久泻伤阳，则喜热饮；脾肾阳虚，一则水谷不运、聚生痰湿，一则阳不化气、水津内停则大便溏泻；火旺能令肝实，肝旺克土，则见腹痛；参之齿痕、体胖为脾虚湿泛，弦则为肝，紧主寒，为肝盛兼内寒之象。是病上热下寒，病在肝、脾、肾，延及三焦，气行、水运失调，病机为脾肾阳虚、湿热内蕴、土虚木旺。一诊方取理中汤合四逆汤加减，以温中健脾、补肾益阳，收效不甚。二诊用乌梅丸合柴胡桂枝干姜汤加减，乌梅丸温中固涩止泻，柴胡桂枝干姜汤清热温中，兼顾寒热，以川楝子易柴胡，清热之力更强。三诊加六味地黄丸中的“三补”，增强补脾肾之力，又加生薏苡仁以利水渗湿。总体用方寒热、标本兼顾，疗效更好。

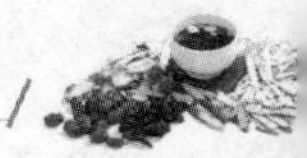

第二十四节　头痛1

处方实录

病人基本情况（翟某某，男，66岁。）

主诉：头痛10余天。

现病史：患者10余天前无明显诱因出现头痛、头胀、耳鸣、眠浅易醒，纳可、口干苦，急躁易怒，头部热，身乏力，下肢凉，大便干，3日1次，小便黄。脉数。

既往史：高血压半年。

辨证：肝肾阴虚，相火上扰。

处方①

川楝子9 g　黄芩9 g　黄连6 g　黄柏10 g

生地黄15 g　熟地黄15 g　炒白芍15 g　炒酸枣仁15 g

龙眼肉15 g　仙灵脾10 g　肉桂15 g　黄芪30 g

生龙骨30g　生牡蛎30 g

6剂，水煎服。

处方2

熟地黄90g	巴戟天30g	天冬30g	麦冬30g
茯苓12g	肉桂15g	砂仁10g	五味子10g
生龙骨30g	生牡蛎30g		

9剂，水煎服。

1月后，电话随访痊愈。

处方解读

观该患者之症，头痛、头胀、耳鸣、口干苦、急躁易怒、头部热，一派火旺炎上之貌，细究其本，患者年老体衰，《经》云“年过四十，而阴气自半”。患者花甲之年，阴液久虚，阴不敛阳，水弱木失滋荣，又恰逢春木生发之际，厥阴之阳冲逆上升，故见一派相火炎上之象；年老阴亏，阴损及阳，命火衰微，故可见下肢冰凉。辨证当为肝肾阴虚，相火上扰。但该案患者以头痛来诊，虽阴虚为本，火旺为标，但头痛猝然发生，最令患者痛苦。《金匮要略·脏腑经络先后病脉证第一》曰：“夫病痼疾加以卒病，当先治其卒病，后乃治其痼疾也。”故临证首方当先以降火为主、养阴为辅，后方以大剂养阴之品为后继治疗。首方给予当归六黄汤加减，方中黄芩、黄连、黄柏苦寒直折亢盛之火；白芍、生地黄、熟地黄滋阴益血以使水能制

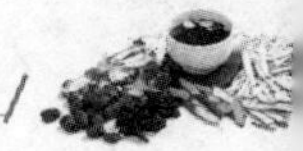

火，因当归偏温助火，且白芍养阴之力更著，故以白芍易当归；壮火食气，黄芪既能补气，又能安未定之阴；因口苦易怒，故以柴胡、黄芩清透肝胆之火，畏柴胡劫肝阴，故以川楝子代替，防其升散太过；并加以生龙骨、生牡蛎镇潜肝阳；用酸枣仁、龙眼肉养心安神；仙灵脾合黄柏有二仙汤之义，其温而不燥，可益精气、补真阳；加少量肉桂引火归元。次方给予引火汤加减大补真水，引火归元。方中熟地黄大补肾水；麦冬、天冬养阴清热；巴戟天补肾助阳；五味子收降浮火，补养肾阴；茯苓健脾以祛湿，防熟地黄量大过于腻滞碍脾，且可培土伏火；砂仁一者助茯苓化湿醒脾，二者纳气归元，三者其辛可润肾燥；生龙骨、生牡蛎益阴潜阳，可引逆上之火下归其宅；少量肉桂引火归元。

第二十五节 头痛2

处方实录

病人基本情况（韩某某，女，39岁，2020年4月8日初诊。）

主诉：头痛10年余。

现病史：10年余前无明显诱因出现头痛，生气时易发作，头疼痛剧烈，伴恶心呕吐，左半身麻木，无力，视物黑蒙，持续半小时，平素巅顶隐痛，急躁易怒，身力可，纳可，口中和，二便调，入睡困难，梦多且乱，眠浅易醒。脉弦。

辨证：肝阴不足，相火上逆。

处方

黄柏30g　砂仁2g　肉桂3g　炒酸枣仁10g
炒吴茱萸6g　炒白芍10g　炙甘草10g

10剂，水煎服。

1月后，电话随访痊愈。

处方解读

患者头痛，平素巅顶隐痛，急躁易怒，生气时易发作，全头剧烈疼痛，诊断为头痛，辨病位在肝，病因病机为肝阴不足，相火上逆。肝藏血，主情志，调畅气机，平素急躁易怒会扰乱气机，肝首受其犯，出现肝气逆乱，足厥阴肝经上达巅顶，厥阴主风木，邪从风化而为疾，风性轻扬开泄，上冲头部则头痛。肝开窍于目，目明得于精血的滋养，肝气运行紊乱，日久肝血生化受阻，阴津亏少，肝阳难以潜藏上达于目，致使目失于肝

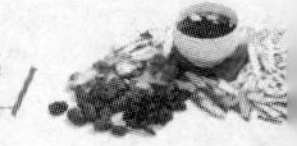

精滋养而出现视物模糊；肝升于左，肝阴精亏少使左半身失于濡养则出现麻木、无力；肝肾同源，肝木又为肾水之子，肝阴不足损及肾水，水不潜阳，致相火上逆，中宫失于真火之熏蒸，则中焦脾胃运化失常而恶心呕吐；心主神明，神安则寐，心肾不交，水火失于既济，心神失养，出现心神不宁，可见入睡困难、梦多且乱、眠浅易醒。脉弦为肝病之象。四诊合参，辨证为肝阴不足，相火上逆。

患者诊断为头痛，辨证为肝阴不足，相火上逆，治以调补肝阴，滋阴降火，方用潜阳丹加减。因肉桂辛甘大热，能引火归元，故以肉桂易附子；吴茱萸为降逆补肝之品，逆气降则头痛止，肝得补而木气畅达；加用白芍养肝柔肝；酸枣仁养心安神；甘草调和诸药。诸药合用则疾病愈。

第二十六节　头痛3

处方实录

病人基本情况（李某某，女，41岁，2019年12月12日初诊。）

主诉：发作性头痛3年，加重伴头晕2月。

现病史：3年前出现入睡困难，眠浅易醒多梦，复睡困难，后出现头痛，位置不固定，呈搏动性，畏光畏声，无晕车史，无家族史。发作时于当地诊所就诊，服药（不详）可好转，不服药则持续疼痛2天，反复发作，平均每周发作1次。近2月来上症加重，并出现头晕昏沉，无旋转感，伴恶心呕吐，头晕与体位变动无关。胸闷乏力，阵发性烘热汗出，平素畏寒，纳可，偏温饮，便干，小便频，乏力身困，心烦易怒，口干苦。舌暗红，苔薄黄，脉滑数。

辨证：阳明湿热，肝火上逆。

处方

柴胡10g	黄芩9g	半夏10g	枳实10g
当归10g	炒白芍10g	钩藤30g	川芎30g
黄柏20g	麦冬10g	炙甘草10g	炒杏仁15g
龙眼肉15g	石决明30g		

10剂，水煎服。

二诊：服上方期间，头痛未发作，眠可，多梦，心烦易怒，阵发性烘热汗出，3个月未行经，之前月经正常，纳可，偏热饮，畏寒甚，二便可。舌目红，苔薄白，舌边有齿痕，脉滑数。

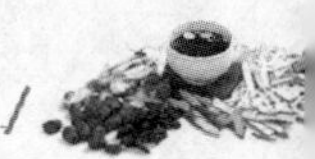

处方

黄芩9g	半夏10g	枳实10g	当归10g
炒白芍10g	钩藤30g	川芎30g	黄柏20g
麦冬10g	炙甘草10g	炒杏仁15g	龙眼肉15g
石决明30g	仙灵脾10g	巴戟天10g	川楝子9g
仙茅10g			

10剂，水煎服。

处方解读

患者头痛、头晕，出现在入睡困难、眠浅、易醒多梦、复睡困难之后，加之平素畏寒，偏温饮，便干，小便频，乏力身困，心烦易怒，口干苦，辨病为头痛，病因病机为阳明湿热，肝火上逆。阳明之湿，久郁生热，热甚则少火皆成壮火，而于表里上下充斥肆逆。病在阳明之里，每兼厥阴风木，厥阴同少阴司相火。阳明之表为肌肉，而非太阳之表。湿热内郁，阻遏阳气外达于表，体表失于阳气固卫而畏寒，机体失于阳气推动则身困乏力；湿重于热则偏温饮；小肠澄清闭浊，湿热下注影响其功能，水谷津液失于正常输布则便干、小便频；湿热蒙蔽上焦清阳则胸闷；阳明热盛迫津液外泄则烘热汗出。肝藏血，主情志，调畅机体气机而喜条达，阳明湿热侵犯厥阴肝木，阻遏其气机畅达，则肝血生化受阻，出现肝阴亏虚；肝阳失于潜藏，则心烦易怒；肝阳躁动，侵犯少阳，经气不利，郁而化热，胆火上炎而口干苦。心火为肝木之子，肝火上逆，扰动心神，心神不宁则出现入睡困难，眠浅易醒，多梦，复睡困难。肝血亏虚日久则生风，风善行而数变，易袭击头部，故见发作性头痛，位置不固定，呈搏动性。肝开窍于目，阴血亏虚，火热上攻而畏光。中焦为气机升降之枢纽，湿热阻滞，则脾胃升降失常，清阳不升，头脑失于濡养则头晕昏沉，浊阴失于和降而上逆则恶心呕吐。湿热交蒸则舌暗红，苔薄黄，滑数脉。四诊合参，辨证为阳明湿热，肝火上逆。二诊时患者服用上方后，症状明显缓解，但偏热饮，畏寒甚，苔薄白，舌边齿痕，为湿邪偏盛之状。上方加用辛温之仙茅、巴戟天、仙灵脾以温肾助阳，川楝子以增强清肝泄热之力。

患者诊断为头痛，辨证为阳明湿热、肝火上逆，治以清利湿热、滋阴降火。方用大柴胡汤加减。方中黄芩、枳实、黄柏味苦寒，苦寒下泄以清利湿热，可清三焦之火，火息则阴足，正气流通；柴胡入肝、胆经，能疏泄气机之郁滞，加之柴胡具有升散之性，合上药以调畅中焦升降之气机；当归甘辛苦温，养血和血；白芍酸苦微寒，养血敛阴，柔肝缓急，与柴胡同用，补肝体而助肝用，使血和则肝和，血充则肝柔；“杏仁气温，禀

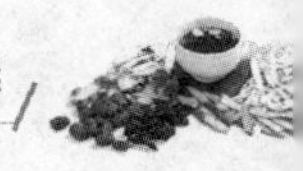

春和之木气，入足厥阴肝经，味甘，得地中正之土味，入足太阴脾经”，故杏仁可柔肝助脾，又可合半夏降逆止呕；麦冬甘润以养阴；川芎入肝经，引清阳气上行头目而止痛；石决明平肝潜阳；钩藤清热平肝；龙眼肉养心安神；甘草调和诸药。诸药合用则湿热得以清利，肝火得以降泄。

第二十七节　头痛4

处方实录

病人基本情况（张某某，男，16岁，2019年12月13日初诊。）

主诉：头痛1年余。

现病史：1年前无明显诱因出现双侧太阳穴跳痛，持续4~5小时，闪光暗点，畏光畏声，服西药治疗效果不佳，纳可，偏凉饮，口中和，二便调，眠可，心不烦，身力可。舌质红，苔薄白，脉细数。

辨证：肾阴不足，相火妄动。

处方

熟地黄15g	山萸肉10g	山药10g	黄柏3g
砂仁21g	炒吴茱萸10g	肉桂3g	白丁香30g
夏枯草10g	炙甘草10g		

8剂，颗粒剂。

二诊：服上方，效可，症状较前减轻。头痛较前缓解，服药期间，头痛未再发作，但仍有头部不适，纳可，夜眠一般，偶有入睡困难，二便调，舌脉未见。

处方

熟地黄15g	山萸肉10g	山药10g	黄柏3g
砂仁21g	炒吴茱萸10g	肉桂3g	白丁香30g
夏枯草10g	炙甘草10g	玄参10g	甘遂10g
地骨皮10g			

15剂，颗粒剂。

处方解读

患者双侧太阳穴跳痛，诊断为头痛，病位在肾，病机为肾阴不足，相火妄动。患者二八，肾气盛，身体机能旺盛，易耗伤真阴，真阴不足，相火不潜，致使相火妄动。少阳之脉，上抵头角，双侧太阳穴处为少阳所主，而“少阳之上，相火主

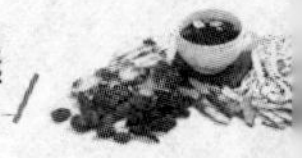

之”。少阳为枢，枢转阴阳之道，相火上冲阻碍少阳条达气机，正邪相搏，故两侧头痛作，加以相火妄动，则双侧太阳穴跳痛。少阳之脉起于目锐眦，系于目系，相火上扰，煎灼阴津，目睛阴津亏虚失养，出现闪光暗点、畏光。肾开窍于耳，听力的正常有赖于肾精的滋养，相火上冲迫于耳窍，则畏声；偏凉饮，为阴虚火旺之征。口中和，二便调，眠可，心不烦，则表明相火尚未侵犯上中二焦。肾足少阴之脉，循喉咙，夹舌本，舌红为相火上冲之象，脉细数为肾阴不足之现。四诊合参，辨证为肾阴不足，相火妄动。

患者诊断为头痛，病机为肾阴不足，相火妄动，治以滋补肾阴，潜纳浮阳。方用六味地黄丸之“三补”合潜阳丹加减。方中熟地黄、山萸肉为味厚之品，味厚为阴中之阴，故能滋少阴、补肾水；山药味甘，甘从土化，土能防水，以防肾水泛滥，且益脾胃而培万物之母。潜阳丹加减合肉桂、吴茱萸以调畅气机，潜纳浮阳；巅顶之上唯风药可到，夏枯草禀纯阳之气，味辛可发散，味苦可清热，加用夏枯草以清散头部之火邪。二诊患者症状明显缓解，上方效可，加用玄参、地骨皮，二者甘寒清润以清虚热，甘遂苦寒性降以加强祛除上逆火邪之功。

第二十八节 头晕1

处方实录

病人基本情况（申某某，女，64岁，2020年7月13日初诊。）

主诉：间歇性头晕1月。

现病史：1月前无明显诱因出现间断头晕，无天旋地转感，恶心，无呕吐，视物不清。现症见：头晕，记忆力较前减退，纳可，眠可，小便可，诉大便解不净，口干口苦，身力可，偶有呃逆，腹胀，时后背不适。舌淡黄，脉沉弦数。

辨证：少阳阳明少阴合病。

处方

川楝子9g　黄芩9g　黄连6g　炒白芍15g
枸杞子10g　炒白术10g　炒杏仁15g　延胡索15g
远志10g　生龙骨30g　生牡蛎30g

10剂，水煎服。

二诊：服上方头晕十减其七。夜眠流涎，量多，口苦，有异味，纳眠可，二便调，身力可，后背不适仅出现1次，腹已

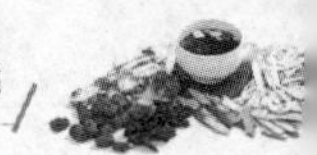

不胀。舌暗红，苔薄白，脉弦滑。

处方

川楝子9g	黄芩9g	黄连6g	炒白芍15g
枸杞子10g	炒白术10g	炒杏仁15g	延胡索15g
远志10g	生龙骨30g	生牡蛎30g	半夏10g
陈皮10g	干姜10g		

7剂，水煎服。

处方解读

头晕，记忆力较前减退可辨为肝肾阴虚、肝肾精亏、脑髓不足；口干口苦、后背不适、脉弦数可知病在肝胆，肝胆有湿热，少阳疏理不畅；大便偏稀解不净，偶有呃逆，腹胀可辨为阳明湿热，胃气上逆，肺气郁滞，肺与大肠相表里，故大便不畅，有解不净感。服上方效可，诸症减轻，出现夜眠流涎、量多，脉弦滑，脾虚有痰饮之象未减，固加二陈以化痰，干姜以温中健脾，后病得愈。

少阳阳明少阴合病。方药遵学仲景活用仲景，方用小柴胡汤合一贯煎加白术、杏仁、远志、龙牡及延胡索。口干口苦、后背不适，大便偏稀解不净，偶有呃逆，腹胀，脉弦数为少阳不利，少阳阳明湿热，故用小柴胡汤加黄连可清少阳阳明湿热。

方用小柴胡为什么没见柴胡呢？患者头晕、脉沉弦数有肝肾精亏、肝阴不足之象，温病大家叶天士云“柴胡劫肝阴”，故此合一贯煎川楝子易柴胡，亦疏肝而不伤肝阴。取白芍、枸杞子敛肝阴补肝肾，延胡索可理气止痛，助川楝子治疗后背不适；白术健脾运中焦之湿，可利中焦之升降枢纽；杏仁降肺气而通大肠，合白术可治呃逆、腹胀及大便不畅；远志以交通心肾；生龙骨、生牡蛎收敛重镇安神以抑肝阳。诸药合用正切病因病机故此得效。

第二十九节　头晕2

处方实录

病人基本情况（姚某某，女，2019 年 9 月 23 日初诊。）

主诉：头晕、头痛 1 年。

现病史：1 年前患者无诱因出现头晕，偏头痛，游走痛，持续时间不等，服药后疼痛减轻。心烦躁，口不苦，不干，身乏力，纳可，眠差，入睡困难，多梦，二便可。舌淡，苔薄白，

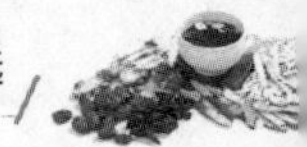

脉细弱。

既往史：高血压病史，糖尿病病史，有颅内肿瘤。

辨证：中焦亏虚。

处方

熟地黄15g	白芍15g	枸杞子10g	麦冬15g
山萸肉15g	生山药10g	炒酸枣仁15g	龙眼肉15g
知母10g	黄柏10g	巴戟天10g	仙灵脾10g
党参10g	生龙骨30g	生牡蛎30g	

10剂，水煎服。

二诊：服上方效显。症状十减其五，现偶有头部游走性疼痛，头部沉重不适间断发作，偶有右侧胁肋部痛挛。余无明显不适，纳可，无偏饮，口黏、心烦，眠可，二便可。舌暗红，苔白腻。

处方

熟地黄15g	白芍15g	枸杞子10g	麦冬15g
山萸肉15g	生山药10g	炒酸枣仁15g	龙眼肉15g
知母10g	黄柏10g	巴戟天10g	仙灵脾10g
生龙骨30g	生牡蛎30g	党参10g	川楝子9g
延胡索10g			

10剂，水煎服。

三诊： 服上方效可，症状较前减轻。头痛呈闷痛，头部有沉重感，偶有胸闷，入睡困难，纳可，口稍干，无口苦，无口渴，喜热饮。大便稀，1 日 2 次，小便可。脉滑。

处方

熟地黄15g	白芍15g	枸杞子10g	麦冬15g
山萸肉15g	生山药10g	炒酸枣仁15g	龙眼肉15g
知母10g	黄柏10g	巴戟天10g	仙灵脾10g
生龙骨30g	生牡蛎30g	党参10g	川楝子9g
延胡索10g	炒白术15g	川芎15g	

10剂，水煎服。

四诊： 服上方后症状消失。5 天前症状发作，头部游走性疼痛，持续 3 分钟缓解，发作无定时，头稍晕，行走稳，无旋转感，纳可，口中苦，眠差易醒，二便调。舌暗红，脉滑。

处方

川楝子9g	黄芩6g	黄连9g	炒白芍15g
枸杞子15g	炒白术15g	茯神15g	炒酸枣仁15g
钩藤30g	生龙骨30g	生牡蛎30g	夜交藤30g

10剂，水煎服。

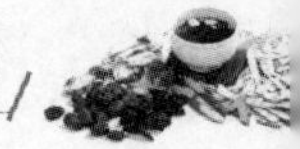

处方解读

头属清窍，为“诸阳之会”“清阳之府”，居人体之最高位，赖清阳之气以温之、精华之血以滋之，以为九窍之用。气血所以能上荣头窍，皆赖脾能升清，若脾胃亏虚，失其运化之职，清阳无以上达头面，则脑窍失养，头晕头痛作矣。在治疗本证时张怀亮教授强调不可见头晕、头痛即定为气虚，阴虚火旺者亦可出现，因《素问·生气通天论》云：“阳气者，烦劳则张”，阴虚阳亢，烦劳则内火翕然而起，亦致头痛，故辨证治疗时应注意。

第三十节　头晕3

处方实录

病人基本情况（田某某，男，50岁，2020年5月8日初诊。）

主诉：头晕3年。

现病史：3年前无明显诱因出现头晕，3年来间断发作，发作次数逐渐增加。现症见：头晕，5~6 次 / 日，发作前有左耳、枕部闷胀感，遇活动劳累后易发作，纳可，偏喜冷饮食，咽干，口苦，左侧持续耳鸣，伴双侧听力下降，夜眠可，多梦，大小便正常，大便日行 1 次，头晕时伴畏光畏声。脉滑。

辨证：肾虚火旺。

处方

柴胡10g　黄芩9g　黄柏30g　砂仁21g

肉桂3g　炙甘草15g　吴茱萸6g

10剂，水煎服。

二诊：服上方效可，头晕减轻。近 3 天无头晕，左耳仍有闷胀感，身力可，口干口苦，喜凉饮，耳鸣，入睡则多梦，无心烦，二便可，脉数。

处方

柴胡10g　黄芩9g　黄柏30g　砂仁21g

肉桂3g　炙甘草15g　吴茱萸6g　枸杞子15g

珍珠母30g　煅瓦楞子30g

10剂，水煎服。

处方解读

患者诊断为头晕，病因病机为少阳不利，肾水不足，相火

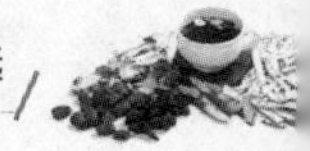

移位，治以疏少阳、伏相火，引火归元，方用小柴胡汤合封髓丹加减。方中柴胡苦平入肝胆经，疏泄气机之郁滞；黄芩苦寒清泻里热，二者升降相因以调畅气机；黄柏味苦入心经，可清心火，禀天冬寒水之气而入肾，可清下焦相火，色黄入脾，脾者，调和水火之枢也，入脾则可清中焦之火，独此一味，上中下三焦之火俱可清，以治虚火根源；砂仁辛温，能纳五脏之气而归肾；甘草调和上下，又能伏火，真火伏藏，则人身之根蒂永固，黄柏之苦合甘草之甘，苦甘能化阴，砂仁之辛合甘草之甘，辛甘能化阳，有助于阴阳调和；肉桂性大热，禀天真阳之火气，入足少阴肾经，能引火归元；吴茱萸为降逆补肝之品，逆气降则眩晕止，肝得补而木气畅达。诸药合用，相火得以潜降，真火归元，气机得以调畅，诸病可愈。

二诊患者头晕明显缓解，仍有虚火妄动，但肝肾精血不足得以显现，故用守前方，加用枸杞子以补肝肾之精血；珍珠母咸寒入肝以平肝潜阳、清泻肝火，质重入心经以镇静安神；煅瓦楞子以调和肝胃。

第三十一节　头晕4

处方实录

病人基本情况（王某某，女，74岁，2020年5月25日初诊。）

主诉：头晕、耳鸣7天。

现病史：7天前患者突发晕厥，二便失禁，醒后出现头晕、耳鸣。现头晕、耳鸣、入睡困难，早醒，多梦，胃胀腹满，呃逆，纳一般，口干苦，偏温饮，心悸、胸闷，善太息，一过性烘热汗出。二便调。

辨证：中焦不通，相火妄动。

处方

党参15g	炒白术15g	茯苓10g	半夏15g
枳实10g	厚朴10g	黄连6g	干姜10g
炒酸枣仁15g	枸杞子30g	山萸肉30g	黄柏10g
炙甘草10g			

3剂，水煎服。

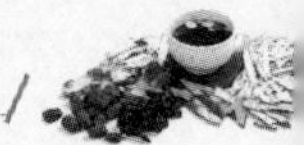

处方解读

脾虚不运，脾不升清，上扰清窍，则头晕；肾虚相火上扰则耳鸣；胃不和而卧不安，故有入睡困难、多梦；肝肾精亏不济心阴，阳早外出，故出现早醒；脾虚失运则胃胀腹满；胃气上逆则呃逆；肝郁化火则善太息、口干苦；脾胃虚寒则偏温饮；中焦不通，上焦不降，水火不济则心悸胸闷；阴阳失和则有一过性烘热汗出。四诊合参，患者辨证为中焦不通，相火妄动。方用枳实消痞丸开通中焦可治胀满、呃逆；加黄连可清上中二焦之热，干姜温中，且二药均入心经，合用可治心悸、胸闷；加枸杞子、山萸肉补益肝肾，养足肾水以济心阴可治早醒；黄柏、炙甘草、干姜有封髓丹之意。

第三十二节　头晕5

处方实录

病人基本情况（郑某某，女，60 岁，2019 年 10月 2 日初诊。）

主诉：血压升高 10 年，头晕 6 年。

现病史：患者 10 年前体检时发现血压升高，6 年前患脑梗塞后出现头晕，时有头昏沉不清，无旋转，伴头蒙，输液及中药治疗后改善，停药后症状反复。现头晕，头蒙，左耳鸣，视物模糊，上楼或劳累后心悸、胸闷、气短，时有反酸烧心，口干苦，易烦躁，身乏力，纳可，眠差，入睡困难，二便调。舌红，苔薄白，脉沉细。

既往史：冠心病 7 年。

辨证：肝郁有热。

处方

川楝子29g	黄芩9g	半夏10g	陈皮10g
青皮10g	桂枝10g	炒白芍10g	枸杞子10g
炒酸枣仁15g	炒莱菔子20g	生龙骨30g	生牡蛎30g
黄芪20g	炙甘草10g		

10剂，水煎服。

二诊：服上方，头晕减轻，睡眠改善，已能睡好，头脑清醒已不昏沉。停药后近来头晕后头胀，头皮紧，偶有头后枕部痛，心烦，入睡困难，眠浅易醒，多梦，纳少，反酸烧心，恶心，口干、口苦、口渴，喜热食，大便可，小便色黄，脉细数。

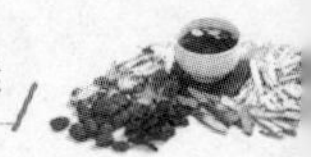

处方

川楝子29g	黄芩9g	半夏10g	陈皮10g
青皮10g	桂枝10g	炒白芍10g	枸杞子10g
炒酸枣仁15g	炒莱菔子20g	生龙骨30g	生牡蛎30g
黄芪20g	炙甘草10g	黄柏6g	煅瓦楞子30g

10剂，水煎服。

处方解读

头晕实常责之肝阳、痰浊、瘀血，虚常责之气血亏虚、肾精不足，然就临床所见，其病机纷繁复杂，且常相互兼夹。患者血压升高，头晕，时有头昏沉，头晕，心烦急躁，胸闷，口苦，均为肝郁化火，耗伤肝阴之象，肝火扰心则见难眠多梦。虽有相火亢旺之象，但参看其脉沉细之象可知此乃“水寒不养龙”，故其治亦需考虑温肾水之寒。对于老年人来说，或多或少存在着肾阴阳俱虚的现象，在清泻火热的同时注意固护肾阳，阴阳双调方能达到平衡。本方予四调汤合桂枝甘草龙骨牡蛎汤加减，方中虽无小柴胡之形，但实则蕴有小柴胡之义，因患者肝郁化火之象突出，故以川楝子易柴胡配黄芩以清肝热，疏肝气；白芍和炒酸枣仁以滋养肝体；配合半夏、陈皮、黄柏入肾清相火，桂枝平冲降逆。

第三十三节　郁证1

处方实录

病人基本情况（闫某，男，61 岁，2020 年 6 月 1 日初诊。）

主诉：失眠 3 月余。

现病史：3 月余前无明显诱因出现入睡困难，彻夜难眠，每日靠安眠药方可入睡 2 小时，无梦，每天凌晨 1 点以后醒来便难以入睡，伴烘热汗出，心烦急躁，情绪低落，纳少，口干，喜温饮，怕冷，头晕胀，二便可。

辨证：心脾两虚，肝血不足。

处方

党参40g	炒白术15g	茯神15g	炒白芍15g
炒酸枣仁15g	柏子仁15g	生地黄15g	枸杞子10g
黄柏10g	巴戟天10g	仙灵脾10g	仙茅10g
生龙骨30g	生牡蛎30g	炙甘草15g	知母10g

10剂，水煎服。

二诊：服上方入睡可，眠后不易醒，无烘热汗出，心烦减

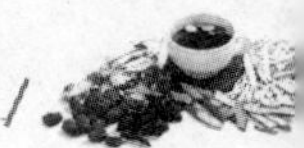

轻，纳可，口苦，下肢乏力，头晕，二便可，情绪低落有所好转。脉数。

处方

党参40g	炒白术15g	茯神15g	炒白芍15g
炒酸枣仁15g	柏子仁15g	生地黄15g	枸杞子10g
黄柏10g	巴戟天10g	仙灵脾10g	仙茅10g
生龙骨30g	生牡蛎30g	炙甘草15g	知母10g
柴胡10g	黄芩9g		

14剂，水煎服。

三诊：服上方效佳，入睡可，睡眠时间5~6小时。现头蒙，整日头昏沉，乏力，精神不振，晨起无口干口苦，偶尔心烦，纳可，餐后腹胀，打喷嚏，烧心，无反酸，情绪较前好转，二便调。脉弦滑。

处方

党参40g	炒白术15g	茯神15g	炒白芍15g
炒酸枣仁15g	柏子仁15g	生地黄15g	枸杞子10g
黄柏10g	巴戟天10g	仙灵脾10g	仙茅10g
生龙骨30g	生牡蛎30g	炙甘草15g	知母10g
黄芩9g	青皮10g	砂仁10g	

14剂，水煎服。

处方解读

本病例辨证为心脾两虚，肝血不足证，故用归脾汤合酸枣仁汤进行治疗。方中党参补气生血；生地黄、白术益气生血；茯苓、芍药配合健脾养心、养血敛阴；炙甘草调理脾胃，能助气血生化，兼以调和诸药。患者入睡困难伴烘热汗出，用黄柏加知母清热泻火。服方后有口苦症状，故加柴胡、黄芩。这两味药，柴胡能够透邪出表、升清解郁，黄芩能够解里治热、降浊泻火；两味药共用能够升清降浊、解郁退热、调和表里、和解少阳，从而使肝胆的气机条畅，内蕴的郁热得消。服上方情绪良好，入眠可，故去柴胡。三诊又出现腹胀症状，加青皮、砂仁以行气消胀。砂仁性温，味辛，具有行气调中、和胃醒脾的功效，用于湿浊中阻，腹痛痞胀，胃呆食滞；青皮是一种理气作用比较强的中药，性温、味苦辛，归肝经、胆经和胃经，它的功效主要是疏肝破气、消积化滞。

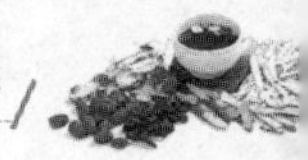

第三十四节　郁证2

处方实录

病人基本情况（贾某，女，39岁，2020年1月21日初诊。）

主诉：头晕头胀3月。

现病史：3月前无明显诱因出现头晕头胀，无视物模糊，与体位改变无关，有晕车史。现症见：头晕头胀，记忆力下降，怕凉，左侧脸部肌肉不自主跳动，在嘈杂环境中易心烦急躁，纳可，偏温饮，夜眠较差，夜梦较多，眠浅易醒，醒后复睡困难，口苦，口干，身乏力，二便调，月经正常。舌质红，苔薄，脉数。

辨证：肝郁脾虚血亏。

处方

柴胡10g	黄芩9g	枳壳10g	白芍15g
炒白术15g	茯苓15g	炒酸枣仁15g	龙眼肉15g
黄柏10g	枸杞子15g	生地黄15g	党参40g
炙甘草15g	浮小麦30g	大枣10枚	

10剂，水煎服。

二诊：服药10剂，头胀5月内未作，头晕1月内未作，左侧脸部肌肉跳动消失，失眠、梦多已除，口苦、口干未再复发。刻诊：头晕头胀，记忆力下降，怕冷，神疲倦怠，身乏无力，眠多，纳可。脉细。

处方

柴胡10g	黄芩9g	枳壳10g	白芍15g
炒白术15g	茯苓15g	炒酸枣仁15g	龙眼肉15g
黄柏10g	枸杞子15g	生地黄15g	党参40g
炙甘草15g	浮小麦30g	大枣10枚	桂枝10g

14剂，水煎服。

处方解读

患者为女性，平素心情烦躁易怒。用逍遥散加减进行治疗，疏肝解郁，健脾和营。柴胡疏肝解郁，使肝条达；白芍养血敛阴；白术、茯苓又能健脾益气；炙甘草调和诸药，气血兼顾。患者入睡困难，炒酸枣仁、茯苓二药合用可以养心安神、清热除烦。浮小麦益气养阴，对于治疗女性虚火上炎有很好的效果。服方后症状大部分消失，即辨证正确。二诊患者出现无力、怕冷等症状，加桂枝以温通经脉、助阳化气。

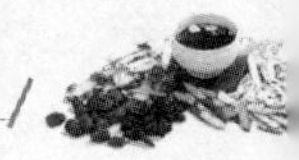

第三十五节　郁证3

处方实录

病人基本情况（桑某某，男，49岁，2020年6月5日初诊。）

主诉：眠浅易醒，情绪低落5年。

现病史：患者5年前无明显诱因出现眠浅易醒，可入眠，醒后复睡困难，多梦，早醒，晨起口干欲饮，饮后解渴，纳可，食后胃脘痛，遇冷咳嗽，咳痰，色白易咯，手足热、汗多，大便溏，日行1次，小便调，记忆力下降。情绪消极，易心烦，急躁易怒，身乏力。脉浮细数。

辨证：少阳不和，太阴脾虚。

处方

柴胡10g　黄芩9g　半夏15g　茯苓10g
桂枝10g　干姜10g　炒白术15g　茯神15g
炒酸枣仁15g　生龙骨30g　生牡蛎30g　龙眼肉15g
党参15g　炙甘草15g　五味子10g

10剂，水煎服。

二诊：服上方，效不佳，梦多易醒，醒后难以入睡，服药后出现上午精神不振，口干口渴，饮水多。现心烦急躁思虑多，情绪低落，上午困乏，食冷饮则胃脘不适，偏好温饮，小便正常，大便溏，日1行，手汗多。脉弦细。

处方

柴胡10g	黄芩9g	半夏15g	茯苓10g
桂枝10g	干姜10g	炒白术15g	茯神15g
炒酸枣仁15g	生龙骨30g	生牡蛎30g	龙眼肉15g
党参15g	炙甘草15g	五味子10g	葛根15g

12剂，水煎服。

三诊：服上方症状稳定，遇冷则咳嗽，平日畏寒，不能吹空调、风扇。现入睡困难，凌晨3点半左右易醒，复睡困难，口干不苦，痰量减少，易倦怠困乏，纳弱，偏温饮，便溏，日1行，心中烦躁易怒。舌暗红，苔薄白，脉弦细。

处方

柴胡10g	黄芩9g	半夏15g	茯苓10g
桂枝10g	干姜10g	炒白术15g	茯神15g
炒酸枣仁15g	生龙骨30g	生牡蛎30g	龙眼肉15g
党参15g	炙甘草15g	五味子10g	制附子9g
厚朴10g	茵陈30g		

14剂，水煎服。

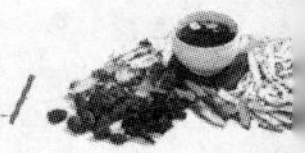

处方解读

柴胡桂枝干姜汤本为仲景治疗少阳不和、太阴脾虚之方，现代学者认为本方可理气机、开郁结，具有疏泄肝胆、解郁除烦之功。桂枝为辛甘发散之品，医皆知之，但其制木枢纽气机升降之功鲜为人晓，如清代医学家张隐庵说："桂能引下气与上气相接，则吸之气直至丹田而后出"，叶天士亦云："桂枝辛甘有制木之功能"。因此应用本方可和畅枢机，解郁开塞。

第三十六节　郁证4

处方实录

病人基本情况（刘某某，女，31岁，2019年11月5日初诊。）

主诉： 头昏沉不清1周。

现病史： 1周前生气后出现头昏沉不清，眠浅易醒，心烦，急躁易怒，平日常与丈夫争吵，甚至大打出手，现讲起往事便痛哭流涕。现症见：头昏沉不清，眠浅易醒，多梦，心烦，急躁易怒，情绪不稳，难以自控，心情沮丧，情绪低落，两胁胀痛，无阵发性烘热汗出，口干口苦，口不黏，饮食减少，偶有反酸烧心，饮食无寒热偏嗜，二便正常。舌淡红，苔薄白，脉沉细。

辨证：少阳郁遏，相火上炎，心脾两虚。

处方

柴胡10g	黄芩12g	生地黄15g	熟地黄15g
黄连5g	黄柏10g	百合15g	柏子仁15g
白茅根30g	浮小麦30g	大枣10枚	炙甘草15g

7剂，水煎服。

二诊：上方服完后觉头昏沉不清感十去其八，心烦急躁亦明显减轻。诉近几日家人因脑梗塞住院，加之生意操劳，虽压力较大，但情绪能完全自控，情绪不稳、急躁易怒情况较前明显好转，耐受性提高。现稍感头目不清，仍有夜间易醒症状，其余未见明显不适，纳可，口中和，二便调，舌淡红，苔薄白，脉细。中药守上方加桑叶 15g、菊花 15g。7 剂，水煎服，加以巩固。

处方解读

本案患者除情绪低落，心情沮丧，悲伤欲哭之外，还有心烦急躁、易激惹等症状，属于现代医学的激越性抑郁症。起

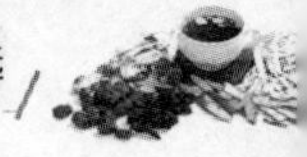

病因情志失调，所欲不遂，致肝气失疏。其一，“气有余便是火”“火性炎上”，火气壅盛则鼓张外显，则表现为头昏沉不清、失眠多梦、急躁易怒、口苦等胆火上炎之象；其二，胆失条达，少阳鼓动无力，枢机闭塞，则相火内郁不伸，遂成病理之火。一方面相火失宣，不能发挥其推动和激发机体脏器活动的作用，从而出现精神抑郁、情绪低落、心情沮丧。另一方面胆火内盛，失其中正之性，则情绪不宁、焦虑、易激惹；胆火循经上走，扰动心神，则心烦、失眠多梦；胆热木郁，克脾犯胃，胃纳呆滞，则嘈杂吞酸；少阳经脉循行走胸胁，左右互用，为三焦水火气机升降之道路，今枢机不运，相火内郁不伸，则两胁胀痛。故本病病机可归纳为少阳郁遏，相火上炎，心脾两虚。法随证立，当条达枢机，清泻相火，兼以养心安神。方随法出，以小柴胡汤、五黄汤、甘麦大枣汤为基础方进行加减。小柴胡汤中最以柴胡、黄芩二药为关键，张锡纯谓：柴胡“禀少阳生发之气，为足少阳主药，而兼治足厥阴。肝气不舒畅者，此能舒之；胆火甚炽盛者，此能散之”；黄芩“又善入肝胆清热，治少阳寒热往来，兼能调气，无论何脏腑，其气郁而作热者，皆能宣通之。”五黄汤为李东垣当归六黄汤化裁而来，本方去养血之当归、补气之黄芪，独取五黄清泻相火，养阴清热。当归六黄汤本为李东垣从“火与元气不两立”的论点出发确立的治疗盗汗的方剂，然此方的病机为相火妄动，伤阴耗气，致阴虚火旺，与本病具有相似病机，故可仿其意而加减取用。甘麦大枣汤为《金匮要略》中治疗妇人脏躁方，此处用之亦十分中的，方中加一味百合，合生地黄取百合地黄汤意，滋阴清热；一味白茅根，滋阴清热的同时泻热邪从小便出。全方合用，起到宣畅少阳，条达枢机，滋阴清热，养心安神之功。二诊时可见取效甚捷，仍稍觉头目不清，效不更方，在原方基础上加桑叶、菊花轻清宣散之品，增强宣发郁热之功。

第三十七节　郁证5

处方实录

病人基本情况（于某某，女，30 岁，2020 年 5 月 26 日初诊。）

主诉：排便困难，情绪低落 6 年。

现病史：6 年前无明显诱因出现大便困难，3~4 天 1 次，乏力，入睡困难，眠浅易醒，少汗，纳少，口干口苦，喜热饮，怕冷，心烦浮躁，小便可，情绪低落，对任何事兴趣都不高。

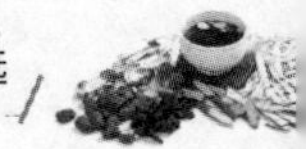

月经周期不稳定，经行3~4天，痛经，需服止痛药，从初中时就有痛经，曾被“120”急救数次。月经量少，色暗，有血块，脉弦细。

辨证：肝郁脾虚。

处方

柴胡10g	黄芩9g	半夏30g	桂枝15g
炒白芍15g	枸杞子15g	当归15g	炒酸枣仁15g
黄芪60g	生龙骨30g	生牡蛎30g	炙甘草15g
浮小麦30g	大枣10g	生姜6g	炒莱菔子30g

12剂，颗粒剂。

二诊：服上方效可，经期无痛经，情绪较前明显改善，仍入睡困难，眠浅易醒，身力可，纳可，偏热饮，口干口苦，大便2日1次，小便可，脉数。

处方

柴胡10g	黄芩9g	半夏30g	桂枝15g
炒白芍35g	枸杞子15g	当归15g	炒酸枣仁15g
黄芪60g	生龙骨30g	生牡蛎30g	炙甘草15g
浮小麦30g	大枣10g	生姜6g	炒莱菔子30g
制首乌30g			

30剂，颗粒剂。

处方解读

此方为逍遥散加减得来，方中柴胡、当归疏肝理气，调和气血；白芍养血敛阴，柔肝缓急；甘草调和诸药，与白芍相伍，酸甘化阴，缓急止痛；桂枝、生姜、黄芪补气温阳散寒；浮小麦、大枣益气固表止汗；炒莱菔子、半夏行气通滞；黄芩清热以治口干口苦；炒酸枣仁养心安神，治疗心烦浮躁；生龙牡治疗惊悸失眠；枸杞子补肝肾醒神。二诊加大白芍用量来补血柔肝，平肝止痛；加入制首乌补肝肾益精血，加强对于失眠的治疗。

第三十八节　烟雾病

处方实录

病人基本情况（杨某，男，48岁，已婚，2020年6月23日初诊。）

主诉：头晕1月。

现病史：1月前走路时出现头晕，自觉眼前黑蒙，无恶心呕

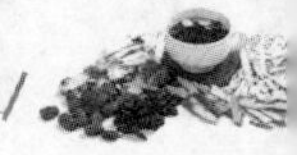

吐，无天旋地转，持续几秒后自行恢复，于当地医院检查并诊断为“烟雾病”，服药后稍好转。现头晕时作，发作时眼前黑蒙，坐下休息后好转，纳可，口中苦，喜凉食，眠可，二便调，心稍烦，身力可。

既往史：高血压10年。

辨证：少阳三焦枢机失运。

处方

柴胡10g	黄芩12g	半夏12g	陈皮10g
天麻10g	茯苓15g	枳实10g	丹参30g
山楂30g	枸杞子30g	制首乌15g	豨莶草30g

14剂，水煎服。

二诊：服用上方效可，脉滑数。

处方

柴胡10g	黄芩12g	半夏12g	陈皮10g
天麻10g	茯苓15g	枳实10g	丹参30g
山楂30g	枸杞子30g	制首乌15g	豨莶草30g
黄柏15g	苍术10g		

14剂，水煎服。

三诊：服上方效佳，头晕症状基本消失。现侧躺时自觉能够听到颈部血管的搏动声，影响入睡，晨起无口干口苦，无心烦急躁，身力可，纳可，无偏食，眠可，二便可。脉滑数。

处方

柴胡10g	黄芩12g	半夏12g	陈皮10g
天麻10g	茯苓15g	枳实10g	丹参30g
山楂30g	枸杞子30g	制首乌15g	豨莶草30g
黄柏15g	苍术10g	厚朴10g	荷叶15g

14剂，水煎服。

处方解读

眩晕的发生与风、痰、瘀、热关系密切，而风、痰、瘀、热的产生源于少阳三焦枢机失运。因为三焦的生理特点为转运枢机，并有通行元气、运行水液、游行相火之功能，因此三焦不畅，枢机失运，则运行之水火气血不循其道，而生风、痰、瘀、热等病理产物，若其上扰清窍，则可发为眩晕。眩晕的发生和肝、脾、肾三脏功能失调关系密切，病机之侧重点各有不同，或单一而发，或复而同存，临证时应根据脏腑之生理病理关系，详加辨证，治疗上在抓主要矛盾的同时，适当配合应用补肾、调肝与理脾之法，正如叶天士所说："缓肝之急以息风，滋肾之液以驱热""补脾之中必宜疏肝，肝气条达不致郁而克土，疏肝即所以补脾也"。这体现了中医五脏相关的整体观念，

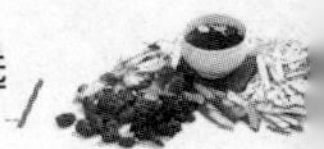

是治疗眩晕时不可忽视之至宝。

本案治以疏利三焦、息风化痰为法，方用自拟息风止晕汤（柴胡、黄芩、半夏、陈皮、茯苓、枳实、竹茹、丹参、当归、钩藤、炙甘草）加减，疏利三焦以和表里，分解水火气血各安其宅，风、痰、瘀、热诸邪皆除，眩晕之疾自消。

眩晕一证，病位在脑，因气血阴精亏虚，或痰浊水饮阻滞，或肝阳化风，上扰清窍，导致眩晕。虽然病变脏腑以肝、脾、肾为重点，三者之中又以肝为主，但必须影响于脑，使脑窍的功能失常，才能形成眩晕。致病因素以内伤为主，但也不可忽视外感致病因素，每遇临床由于外感致眩，或素有眩晕，招致外邪而眩晕更甚，徒从内伤辨治，非但眩晕未能治愈，反致闭门留寇，愈治愈甚。《内经》云："必伏其所主，而先其所因。"面对疾病，要做到审证求因，辨证论治。在分析疾病时，首先一定要弄清是虚是实，或以虚为主，虚中夹实，或以实为主，实中有虚，勿犯"实实虚虚"之误；其次，严格区分有邪与无邪，以求治疗时祛邪而不伤正。眩晕患者除必要的药物治疗外，也应注意情志及饮食起居的调理，如孙思邈所说："勿使悲欢极，当令饮食均""怒甚偏伤气，思多太损神"，合理的饮食、稳定的情绪、科学的起居，也是眩晕患者及时康复的重要条件。

第三十九节　中消

处方实录

病人基本情况（廖某，女，34岁，个体职业。）

主诉：容易饥饿2月。

现病史：患者2月前无明显诱因出现容易饥饿，饥饿时胃脘部空荡难忍，伴心悸、左后肩部麻痹及后枕部针扎感，进食后缓解，纳多，口气重，身稍乏力，偏温饮，无多饮多尿，心烦急躁，心烦时双臂僵硬，眠可，二便可。舌红，苔薄黄腻，脉数。

辨证：相火燔灼胃土。

处方

黄柏30g　　砂仁21g　　麦冬15g　　炙甘草15g

6剂，水煎服。

二诊：患者症状明显改善，胃部症状已消失。现症见：心烦急躁时心下悸动，但已能自己调节，情绪已趋稳定，口干舌燥，纳眠可，偏温饮，小便数，大便可。舌质红绛，脉数。

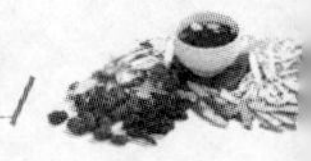

处方

生地黄15g 赤芍15g 牡丹皮15g 麦冬15g
连翘15g 金银花15g 玄参15g 白茅根15g
水牛角粉6g（冲） 生甘草6g
7剂，水煎服。

三诊：服上方效可，心下悸动消失。现食后腹中鸣响，头脑不清醒，反应不如前，心不烦，眠安食可，倦怠乏力，口中涩，偏温饮，晨起多涎，足冷，神倦。脉弦紧数。

处方

党参15g 炒白术15g 茯苓15g 桂枝10g
干姜10g 砂仁15g 炙甘草10g
10剂，水煎服。

四诊：自觉胃脘硬满，剑突下抖动，偶有颈部不适，巅顶及太阳穴刺痛，记忆力及反应度下降，心烦，晨起口苦，胃胀，纳可，偏温饮，纳眠可，大便不成形，小便难。

处方

党参15g 炒白术15g 茯苓15g 桂枝10g
干姜10g 砂仁15g 炙甘草10g 柴胡10g
黄芩6g 生龙骨30g 生牡蛎30g
10剂，水煎服。

五诊：服上方头痛消失，胃胀消失。现胃脘部仍觉躁动，上午明显，饥饿及用脑过度时出现项僵，头蒙，巅顶明显，心不烦，身力可，阵发烘热汗出，手足心热，偏凉饮，纳可，口和，大便不成形，小便调，入睡困难。脉数。

处方

熟地黄15g	酒萸肉15g	山药15g	茯苓12g
泽泻9g	牡丹皮9g	黄柏10g	炒酸枣仁15g
龙眼肉15g	炒白术15g	干姜10g	仙灵脾10g
生龙骨30g	生牡蛎30g	砂仁15g	炙甘草15g

10剂，水煎服。

处方解读

消渴病有上消、中消、下消三消之分，肺燥、胃热、肾虚之别，本病以多食易饥为主要辨证要点，结合患者临床症状，诊断为中消无疑。消渴病多以阴虚为本，燥热为标。该病之阴亏非一日而成，常因燥热日久，耗灼真阴，继而阴损及阳，导致阴阳俱虚。中消病机以胃腑阴虚为多，但治疗时不能一味滋阴润燥，而应方随证转，或清火、或润燥、或建中，临证时切不可只盯胃腑。纵观本案，虽中消病在胃腑，但治病却颇有围城打援之风。《医学心悟·三消》中有："中消滋肾者，使相火

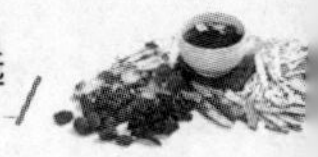

不得攻胃也”。相火藏于下焦肝肾，依赖肝之疏泄，枢机敷畅而宣达三焦，赖下焦肝阴肾精以涵之，上焦心君清宁以制衡之，脾土以敦监之，肾阳以温纳之。该案张怀亮教授分别从清相火、清君火、培脾土、疏三焦、滋肾阴等方面围而治之，高度契合相火的生理病理，是将书本理论运用到临床实践中的绝好案例。“相火易起，五性厥阳之火相扇，则妄动矣”，患者平素急躁易怒，大怒则相火妄动，久则煎熬津液，耗伤胃阴，则见多食善饥；心阴受损，则见心悸、烦躁；阴液亏损，筋脉失养，则见双臂僵硬；后肩部及枕部皆为太阳经脉循行路线，少阴经与太阳经互为表里，相火源于命门，藏于肾中真阴，日久真阴耗伤，相火循经外越，则见枕部疼痛及后肩部麻痹。方用封髓丹加减，清相火而滋胃燥，上病下治。加用麦冬可入心、胃二经，既可养阴清胃，又能宁心除烦。

二诊：患者症状明显减轻，情绪已趋稳定，心烦急躁时的心下悸动感，已可通过自行调节而减轻，上方用封髓丹清相火而显效，但患者此诊心下悸动，口干舌燥，舌质红绛，脉数，舌为心之苗，上症皆为热入营血、心火旺盛的表现。心火即君火，相火妄动，能引动君火，导致君火不宁，故可见心下悸动；同时君火容易为物所感，也会再次引动相火，使其妄动，故可见心下悸动随情绪变化。君火禀明，相火守位，相火需得心神

（君火）镇静，君火静则相火亦静。故此诊虽见效而仍然更方，结合患者症状可选用清君火之剂，又考虑患者病为中消，相火耗津动血，故该处选用犀角地黄汤合清营汤加减清营凉血，以安君神。

三诊：患者心下悸动消失，说明君火已安，该诊患者腹中鸣响，倦怠乏力，晨起多涎，足冷，神倦，说明此诊之证以脾虚饮停为主。相火腾越于脾胃之上，则为邪火，邪火不杀谷。其上邪火愈多，釜底正火愈少，则脾胃失其温煦，而不能运化受纳、升清降浊，故见多涎神倦。脾虚之后反过来又不能伏火，且脾虚导致肾间受脾胃下流之湿气闭塞，又会加重阴火上冲，故见脉数。首诊已清相火，该处给予桂枝人参汤加减温运脾阳、厚土伏火。

四诊：患者提及巅顶及太阳穴刺痛，心烦，口苦，胃胀，此为少阳郁阻、克烦脾土，在原方基础上给予柴胡、黄芩清解少阳，生龙骨、生牡蛎潜阳安神。且相火以三焦为通道，游行全身，柴胡、黄芩可疏达三焦，畅通相火运行之通道。

五诊：患者提及阵发烘热汗出，手足心热，胃脘部躁动、喜凉饮、大便不成形等症状。此时就暴露出肾中相火燔灼胃土的本来面目，有阴亏有火旺，故而滋肾阴清相火，但同时也加用温脾肾阳之品，既可使阳助阴生，又能引火归元，还能厚土伏火。

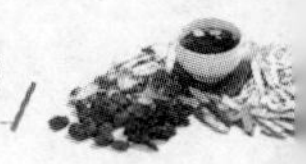

该案张怀亮教授从多重角度、不同阶段，诠释了何为证因法治。张怀亮教授临证时不因前方之效而固守自封，而是以“相火”为中心，结合患者每一诊症状因势利导、遣方用药，围而歼之。此案正是用药如用兵的绝妙体现，正如《孙子兵法》所讲“兵无常势，水无常形。能因敌变化而取胜者，谓之神。”

第四十节　尿道综合征

处方实录

病人基本情况（宋某某，女，61 岁，已婚，2018 年 9 月 5 日初诊。）

主诉：尿频、尿急 3 年。

现病史：患者 3 年前无明显诱因出现尿频、尿急，3 年来反复发作，查尿常规提示泌尿系感染。现尿频、尿急，无尿痛，小腹坠胀，心中稍烦，阵发烘热汗出，纳差，饥不欲食，偏热饮，口稍苦，眠可，嗳气，时干呕，二便调，身力可，时头闷。舌尖红，苔白腻，脉滑数。

辨证：肝郁有热，脾胃虚寒。

处方

川楝子9g	黄芩9g	半夏15g	陈皮10g
茯苓10g	炒白芍10g	干姜10g	栀子12g
砂仁10g	炒白术9g	白蒺藜15g	黄芪30g
炙甘草15g			

10剂，水煎服。

二诊：服上方效可，诸症皆明显改善，尿频、尿急消失，现头稍昏，晨起胃脘不舒，纳可，心稍烦，偶有烘热汗出，身力可，小腹坠胀，眠可，饮食增进，晨起而呕，嗳气。舌红，苔黄腻，脉滑数。

处方

川楝子9g	黄芩9g	半夏15g	陈皮10g
茯苓10g	炒白芍10g	干姜10g	砂仁10g
炒白术9g	白蒺藜15g	黄芪30g	炙甘草15g
黄柏6g	生龙骨30g	生牡蛎30g	

10剂，水煎服。

三诊：服上方效可，诸症改善，尿频、尿急未再出现，纳可，烘热汗出减少。现腰部受凉后疼痛，身力可，纳可，情绪可，口干，眠可，二便可。舌暗红，苔薄白，脉滑。

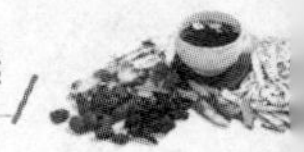

处方

川楝子9g	黄芩9g	半夏15g	陈皮10g
茯苓10g	炒白芍10g	干姜10g	砂仁10g
炒白术9g	白蒺藜15g	黄芪60g	炙甘草15g
生龙骨30g	生牡蛎30g	当归10g	

10剂，水煎服。

处方解读

《内经》云："年四十，而阴气自半也，起居衰矣"。患者年过六十，肝肾之阴大虚，水不制火，相火燔灼于上，"阳气者，烦劳则张"，且因壮火食气，卫外不固，故活动后身热、汗出加重。饮食偏喜温热，此乃脾胃虚寒之征。舌红，脉滑数亦为内热之征。

用川楝子疏肝气、泻肝热以除心烦，可避免柴胡劫肝阴之弊；黄芩清泻肝火，肝为刚脏，体阴而用阳；半夏、陈皮燥湿化痰；茯苓健脾益气；白芍滋养肝之阴血，阴血充足，肝气则条达而不抑郁，相火则内敛而不升腾；砂仁化湿开胃；重用黄芪以补益元气。患者服后舌红，苔黄腻，加黄柏清热坚阴；加入龙骨、牡蛎一为潜镇虚火，一为收敛止汗、重镇安神。三诊苔薄白，腰部受凉后疼痛，去黄柏，重用黄芪大补脾气，且合当归，取当归补血汤意，一则补气生血，使气旺促进血行，另则祛瘀通络而不伤正。

第四十一节　痛风

处方实录

病人基本情况（展某，男，38 岁，2019 年 3 月 12 日初诊。）

主诉： 左足趾关节疼痛 15 天。

现病史： 患者 15 天前出现左足趾关节疼痛，于某院骨科就诊，CT 检查示：左足第一远节趾骨痛风结节考虑。现左足第一远节趾骨处红肿疼痛，活动后加重。身力可，纳可，眠可，口中和，情绪可，二便可。

辨证： 太阳少阳合病。

处方

柴胡15g	山萸肉15g	炒山药10g	茯苓15g
泽泻15g	制首乌15g	牡丹皮12g	薏苡仁15g
苍术15g	土茯苓15g	赤芍15g	赤小豆6g

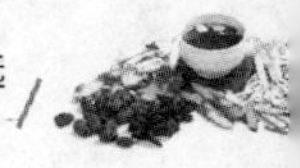

滑石15g

10剂，水煎服。

二诊：服上方，效可。现左足趾关节疼痛、红肿，停药后明显，身力可，纳眠可，二便可，舌脉未见。

处方

柴胡15g	山萸肉15g	炒山药10g	茯苓15g
泽泻15g	制首乌15g	牡丹皮12g	薏苡仁45g
苍术15g	土茯苓15g	赤芍15g	赤小豆6g
滑石15g	枸杞子15g		

14剂，水煎服。

三诊：服上方期间足趾未再疼痛，前日熬夜，吃牛肉面后，脚趾疼痛发作，症如前，身力可，纳眠可，二便调，舌脉未见。

处方

柴胡15g	山萸肉15g	炒山药10g	茯苓15g
泽泻15g	制首乌15g	牡丹皮12g	薏苡仁45g
苍术15g	土茯苓15g	赤芍15g	赤小豆6g
滑石15g	枸杞子15g	海风藤15g	

14剂，水煎服。

四诊：服上方效可，5月份停药至今足趾疼痛未再发作。舌质暗，苔薄，脉可。

处方

柴胡15g	山萸肉15g	炒山药10g	茯苓15g
泽泻15g	制首乌15g	牡丹皮12g	薏苡仁45g
苍术15g	土茯苓15g	赤芍15g	赤小豆6g
滑石15g	海风藤15g		

14剂，水煎服。

处方解读

此患者颇具代表性，其足趾关节疼痛，恰在足少阳胆经所过之位，同时也符合足太阳膀胱经的循行路线，结合其他症状，可以诊断为太阳少阳合病。由痰瘀互结，太阳与少阳经气运行不利所致。故用治疗太少合病的柴胡桂枝汤加减，经验证果然效佳。此病案也说明，六经辨证不仅可以辨外感，也可辨杂病，关键一个“活”字，经方大家陈亦人曾说：“六经钤百病”，其言不虚也。

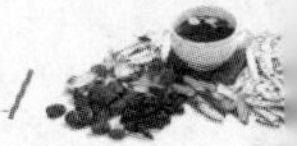

第四十二节　虚劳

处方实录

病人基本情况（乔某某，女，44岁，已婚，2020年3月25日初诊。）

主诉: 目干、乏力3年余。

现病史: 3年来目干涩，乏力，服用中药后症状减轻，停药后则反复。现双目干涩，乏力，月经量可，月经周期提前5~6天，初色暗，后正常，有少许血块。心不烦，偶有心慌，口干稍苦，纳可，喜温饮，眠可，双膝、足踝怕冷，大便稍溏，日1次，小便可，无烘热汗出，口唇色暗。舌淡红，边齿痕，舌夹红点，脉细。

辨证: 肝郁化火，中焦虚寒。

处方

柴胡10g　　黄芩9g　　当归10g　　炒山药15g
桂枝10g　　枸杞子15g　　黄连15g　　炙甘草10g
黄芪60g　　大枣3枚　　生姜3片
10剂，水煎服。

二诊：身乏力，双膝、足踝怕冷，口干苦，胸稍闷，眼干，纳呆，眠浅易醒，大便溏，小便调。舌尖稍红，苔白，脉细。

处方

柴胡10g	黄芩9g	当归10g	炒山药15g
桂枝10g	枸杞子15g	黄连15g	炙甘草10g
半夏15g	炒莱菔子30g	炒白术15g	生地黄9g
桑寄生15g	砂仁12g	黄芪120g	大枣3枚
生姜3片			

10剂，水煎服。

三诊：服药，症稍减。现眼干涩，口干，身乏力，上眼睑浮肿，心烦，纳可，偏温饮，眠浅，大便溏，膝酸软，月经提前6天左右。色常量可，无痛经、血块。舌尖红，苔白少津，脉细涩。

处方

柴胡10g	黄芩12g	当归10g	炒白芍15g
川芎15g	炒白术15g	茯苓15g	泽泻30g
桑寄生15g	黄芪12g	阿胶10g	炒莱菔子30g
炙甘草10g			

14剂，水煎服。

四诊：服药后症状改善，现口干、咽干，身乏力，月经提

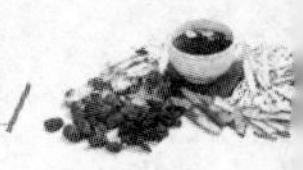

前，每次提前5~6天，色暗，少量血块，无痛经，心不烦，口干不苦不黏，二便可。舌淡红，苔白腻，脉弦细。

处方

柴胡10g	黄芩12g	当归10g	炒白芍15g
川芎15g	炒白术15g	茯苓15g	泽泻30g
桑寄生15g	黄芪12g	炒莱菔子30g	炙甘草10g
牡丹皮15g	益母草30g		

14剂，水煎服。

五诊：服上方，症状改善后停药。现周身乏力，眼稍干，眼睑微有浮肿，精神差，口干稍苦。舌暗红，苔白腻，脉弦细。

处方

柴胡10g	黄芩12g	当归10g	炒白芍15g
川芎15g	炒白术15g	茯苓15g	泽泻30g
桑寄生15g	黄芪12g	炒莱菔子30g	黄连30g
炙甘草10g	牡丹皮15g	益母草30g	

14剂，水煎服。

六诊：眼稍干，口干，时身乏力，月经提前5~6天，量可，色红，无痛经，口稍苦。舌淡红，苔白，脉细。

处方

柴胡10g	黄芩12g	当归10g	炒白芍15g

川芎15g	炒白术15g	茯苓15g	桑寄生15g
生地黄15g	黄芪12g	炒莱菔子30g	炙甘草10g
牡丹皮15g	益母草30g		

14剂，水煎服。

七诊：服上方，症状改善。现眼稍紧、干，身乏力，欲眠，心不烦，口干，月经可，眠易早醒，复睡困难。舌暗，苔薄白，脉细。

处方

熟地黄15g	炒白芍10g	枸杞子15g	制首乌15g
炒白术10g	炒酸枣仁15g	龙眼肉15g	黄柏10g
夜交藤30g	珍珠母30g		

14剂，水煎服。

八诊：乏力、疲劳好转，说话多时咽喉干、音沙哑，经期偶有血块。舌淡红，苔黄，脉细。

处方

熟地黄15g	炒白芍10g	枸杞子15g	制首乌15g
炒白术10g	炒酸枣仁15g	龙眼肉15g	黄柏10g
夜交藤30g	珍珠母30g	茯苓15g	桂枝6g

14剂，水煎服。

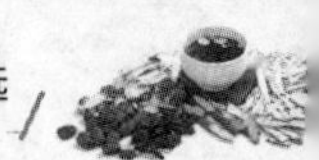

处方解读

病人常眼干，口干稍苦，后见月经提前，可知肝阴常亏，致肝郁化火。又见月经初色暗，后有血块，双膝、足踝怕冷，大便稍溏，故知病人为肝郁化火、中焦虚寒的上热下寒之证。用时方合当归补血汤加减。方用柴胡和解少阳，疏肝解郁；黄连大苦大寒，清热燥湿之力胜于黄芩，用以清三焦火热，燥胃中之湿；用桂枝以温通经脉，调和营卫；用黄芪大补肺脾之气，以滋生化之源；当归养血合营，助黄芪之功；更用枸杞子、炒山药，既能补肾填精，又能补脾益肺，补养先天后天以治其本。二诊加半夏增强燥湿之力；加炒莱菔子降气化痰；加炒白术和中益气；加生地黄入肝肾经，清热凉血，养阴生津；增黄芪用量以大补脾肺。以后各诊，随症加减，获愈。

第四十三节　遗精

处方实录

病人基本情况（卢某某，男，46岁，2017年7月31日初诊。）

主诉：遗精6年。

现病史：患者6年前无明显诱因出现遗精。6年来，每月均遗精，过后身乏力明显，多汗神疲，素腹泻，每月2~3次，腹泻时1天大便2~3次，心不烦，口中和，纳眠可，无偏饮。舌淡红，苔白，中裂纹，脉细。

辨证：脾肾两虚。

处方

熟地黄10g	山萸肉15g	山药10g	茯苓15g
泽泻9g	牡丹皮9g	炒白术15g	炒酸枣仁15g
黄芩9g	黄连6g	木香10g	琥珀3g

10剂，水煎服。

二诊：服上方，近月余遗精出现11次，平素自汗明显，腹泻时每日排便2~3次。舌淡红，苔薄黄，脉滑。

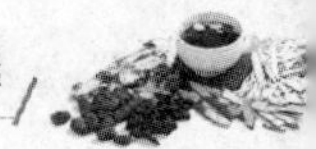

处方

黄芪6g 炒白术10g 茯苓15g 黄芩9g

黄连6g 黄柏15g 熟地黄15g 桑叶30g

防风10g 枸杞子30g

10剂，水煎服。

三诊：上方未服完，现背时痛，前胸不适，心悸，遗精，身乏力，易困倦，眼涩，易紧张。舌淡红，苔薄黄腻。

处方

黄连9g 黄芩9g 炒白芍10g 炒酸枣仁10g

茯苓10g 龙眼肉10g 阿胶10g 黄芪30g

山萸肉15g 山药10g 鸡子黄2颗

10剂，水煎服。

四诊：停药7个月后遗精复发，年前服药后好转。现遗精复发，后腰背疼痛10天，大便前腹痛。

处方

黄连9g 黄芩9g 炒白芍10g 炒酸枣仁10g

茯苓10g 龙眼肉10g 阿胶10g 黄芪30g

山萸肉15g 山药10g 生地黄15g 防风10g

乌药10g 鸡子黄2颗

10剂，水煎服。

五诊：服上方效尚可，停药易反复，症状基本同前。舌红，苔黄腻，脉滑数。

处方

黄连9g	黄芩9g	炒白芍10g	炒酸枣仁10g
茯苓10g	龙眼肉10g	阿胶10g	黄芪30g
山萸肉15g	山药10g	生地黄15g	防风10g
乌药10g	鸡子黄2颗	桑螵蛸15g	

10剂，水煎服。

六诊：服上方效不显。舌红，苔黄腻，脉弦细。

处方

柴胡10g	黄芩10g	当归10g	炒白芍10g
桂枝10g	生龙骨30g	生牡蛎30g	钩藤30g
炙甘草10g			

9剂，颗粒剂。

七诊：服上方效可，期间未出现遗精，腰痛时作。舌红，苔黄，脉弦数。

处方

柴胡10g	黄芩10g	当归10g	炒白芍10g
桂枝10g	生龙骨30g	生牡蛎30g	钩藤30g
炙甘草10g	乌药10g		

10剂，颗粒剂。

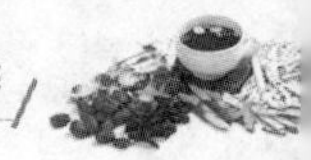

八诊：服上方效可，期间出现1次遗精，白天汗出，活动后甚，汗出后自觉身痒。舌红，苔黄腻，脉弦数。

处方

柴胡10g	黄芩10g	当归10g	炒白芍10g
桂枝10g	生龙骨30g	生牡蛎30g	钩藤30g
炙甘草10g	乌药10g	桑叶30g	黄芪30g

9剂，颗粒剂。

九诊：服上方，身力增，期间遗精5次，现腰背酸痛，但不怕冷。舌淡红，苔薄黄，脉细。

处方

柴胡10g	山萸肉15g	山药15g	制首乌15g
桑螵蛸15g	枸杞子15g	黄柏15g	麦冬15g
炒薏苡仁15g	五味子9g	党参15g	炙甘草15g

10剂，颗粒剂。

十诊：服药期间，症状改善明显。舌淡红，苔薄白，脉数。

处方

柴胡10g	山萸肉15g	山药15g	制首乌15g
桑螵蛸15g	枸杞子15g	黄柏15g	麦冬15g
炒薏苡仁15g	五味子9g	党参15g	炙甘草15g
炒白术10g	木香15g		

10剂，颗粒剂。

十一诊：服上方效可，期间未出现遗精、腰痛症状，时腹痛、腹泻，日2~3次，时觉身体燥热汗出。舌淡红，苔白腻，脉数。

处方

柴胡10g　山萸肉15g　山药15g　制首乌15g
桑螵蛸15g　枸杞子15g　黄柏15g　炒薏苡仁15g
五味子9g　党参15g　炙甘草15g　生龙骨30g
生牡蛎30g　炒白术10g　木香15g　干姜10g
炒扁豆30g

9剂，颗粒剂。

十二诊：服上方，大便日1行，遗精未再出现，腰痛消失，时有燥热，身痒，汗出。舌淡红，苔薄白，脉数。

处方

柴胡10g　山萸肉15g　山药15g　制首乌15g
桑螵蛸15g　枸杞子15g　黄柏15g　炒薏苡仁15g
五味子9g　党参15g　炙甘草15g　生龙骨30g
生牡蛎30g　炒白术10g　木香15g　干姜10g
炒扁豆30g　知母30g

8剂，颗粒剂。

十三诊：白天汗出明显，汗出后身痒，腰痛。舌暗红，苔

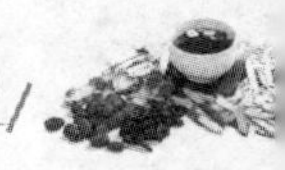

白腻，脉弦数。

处方

柴胡10g	山萸肉15g	山药15g	制首乌15g
桑螵蛸15g	枸杞子15g	黄柏15g	炒薏苡仁15g
黄芪30g	党参15g	炙甘草15g	生龙骨30g
生牡蛎30g	炒白术10g	木香15g	干姜10g
炒扁豆30g	知母30g	桑叶30g	

8剂，颗粒剂。

十四诊：多汗无改善，出汗与情绪有关，仍时有燥热，身上瘙痒，上半身为著，腰痛消失，偶有遗精。舌红，苔白腻，脉数。

处方

熟地黄15g	山萸肉15g	山药15g	枸杞子15g
制首乌15g	炒酸枣仁15g	桂枝10g	炒白芍10g
黄柏10g	仙灵脾10g	桑叶30g	生龙骨30g
生牡蛎30g	黄芪30g		

8剂，颗粒剂。

十五诊：仍多汗，双上肢及背部发痒，自觉前额发热。舌红，苔白，脉数。

处方

熟地黄15g	山萸肉15g	山药15g	枸杞子15g
制首乌15g	炒酸枣仁15g	黄柏10g	桑叶30g
生龙骨30g	生牡蛎30g	黄芪30g	黄连6g
炒白术15g	防风30g		

8剂，颗粒剂。

十六诊：汗多改善，现后脊发热，双上肢及后背部发痒稍改善，自觉晨起前额发热，腹痛。舌暗红，苔白，脉滑数。

处方

熟地黄15g	山萸肉15g	山药15g	枸杞子15g
制首乌15g	炒酸枣仁15g	黄柏10g	桑叶30g
生龙骨30g	生牡蛎30g	黄芪30g	黄连6g
炒白术15g	防风30g	代赭石30g	肉桂15g

8剂，颗粒剂。

十七诊：期间遗精1次，白天自觉身发热，触之皮温正常，多出现于清晨起床后，持续半小时左右，伴汗出、乏力，情绪易紧张。舌暗红，苔白，脉滑数。

处方

熟地黄15g	山萸肉15g	山药15g	枸杞子15g
制首乌15g	炒酸枣仁15g	黄柏10g	桑叶30g

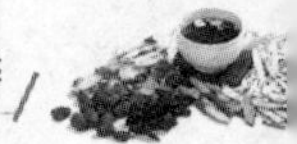

生龙骨30g	生牡蛎30g	炒白术15g	防风30g
代赭石30g	桂枝15g	白芍15g	砂仁10g

8剂，颗粒剂。

十八诊： 汗出减轻，现仍遗精，自觉身发热，伴汗出，腰部疼痛，周身乏力，午后出现头部不适，腹部疼痛，便后痛减。舌暗红，苔白腻，脉滑。

处方

党参10g	炒白术10g	茯苓15g	干姜10g
黄连3g	熟地黄9g	山萸肉10g	山药15g
枸杞子15g	黄柏10g	巴戟天10g	砂仁10g
生龙骨30g	生牡蛎30g	炙甘草40g	

9剂，颗粒剂。

十九诊： 期间遗精出现1次，自觉身发热，汗出好转，偶有腰痛，身乏力，易腹泻，小便可。舌红，苔黄，脉紧。

处方

党参10g	炒白术10g	茯苓15g	干姜10g
黄连3g	熟地黄9g	山萸肉10g	山药15g
枸杞子15g	黄柏10g	巴戟天10g	砂仁10g
生龙骨30g	生牡蛎30g	炙甘草40g	桑螵蛸6g
肉桂6g			

9剂，颗粒剂。

二十诊：服药期间遗精3~4次。现遗精后乏力明显，偶有腰痛，饮酒后腰痛加重，紧张及情绪激动时易出汗，小便频，大便易泻。舌质红，苔薄，脉数。

处方

党参10g	炒白术10g	茯苓15g	干姜10g
黄连3g	熟地黄9g	山萸肉10g	山药15g
枸杞子15g	黄柏10g	巴戟天10g	砂仁10g
生龙骨30g	生牡蛎30g	炙甘草40g	桑螵蛸6g
肉桂6g	黄芪30g	炒扁豆30g	

9剂，颗粒剂。

二十一诊：腰痛加重，日间小便频，纳眠可，口中和，眠中多梦，大便成形，身力可。舌质红，苔白，脉弦细数。

处方

柴胡10g	黄芩12g	黄连6g	生薏苡仁30g
炒白术15g	土茯苓30g	泽泻15g	独活10g
干姜10g	滑石15g	生甘草6g	

9剂，颗粒剂。

处方解读

一诊见患者遗精，腹泻，多汗，常见于脾肾两虚。脾主运

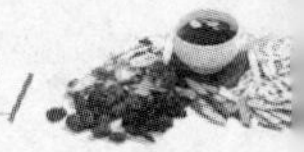

化，阳气对人体的汗液起固摄作用，脾阳虚则运化不利，统摄失司，故见腹泻、多汗、神疲之症；土不制水，则肾气不固，见遗精。四诊合参，知相火妄动，肾阴虚脾弱，方用六味地黄丸加味。以六味地黄丸滋肾阴；加炒白术、炒酸枣仁以健脾敛汗；加黄芩、黄连以清热；加木香、琥珀以行气安神。二诊见患者疗效不佳，更时方。方用黄芪、白术、茯苓健脾益气以固表止汗，利水渗湿、养心安神而止遗精；黄芩、黄柏、黄连以清热泻火而燥湿；熟地黄、枸杞子以涵肾水；防风、桑叶以祛风解表而止汗。诸药合用，滋肾而健脾。

第四十四节　耳鸣1

处方实录

病人基本情况（郭某某，女，72 岁，2020 年 1 月 15 日初诊。）

主诉：听力下降伴耳鸣 1 年。

现病史：1 年前无明显诱因出现双耳听力下降，耳鸣，脑鸣，隔天发作，持续 1 天，第 2 天减轻。偶头晕，纳可，口干，口渴，喜冷食，偶心烦，身困，乏力，无发热汗出，右侧11~12肋间发凉，眠可，大便偏稀，日1次，解不净感，小便夜间3~4次。舌暗，苔白腻，脉数。

辨证：肾精亏虚、太阳表证及阳明湿热。

处方

黄芩10g	黄连30g	葛根10g	升麻20g
熟地黄10g	山萸肉10g	生山药10g	枸杞子30g
黄柏10g	蔓荆子10g	炙甘草10g	

10剂，水煎服。

二诊：耳聋明显改善，已能听到抽油烟机的声音。现仍脑鸣，口干，口渴，喜凉饮，心烦乏力，夜尿频，早起后双腿、眼睑肿。脉滑。

处方

熟地黄10g	山萸肉20g	生山药10g	枸杞子10g
炒白芍10g	制首乌20g	知母10g	黄柏40g
炒酸枣仁10g	香附10g	乌药10g	黄连30g

10剂，水煎服。

处方解读

患者耳鸣、脑鸣、头晕、小便夜间3~4次，由此可辨病位

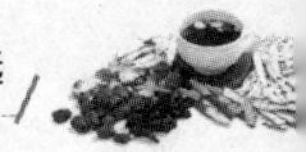

在脑、肾。病因病机为肾精亏虚，脑失所养。肾主脑髓，肾开窍于耳，肾精亏虚，不能濡养耳窍、脑窍，故会出现耳鸣、脑鸣、头晕；肾气不固则夜尿增多。口干，口渴，喜冷食，偶心烦，大便偏稀，解不净感可辨病位在阳明，阳明湿热在胃则口干，口渴，喜冷食，在肠则大便偏稀并有解不净感，阳明湿热上逆则心烦。太阳表证则身困，湿阻气机则乏力。舌暗可辨为相火上冲，苔白腻为阳明湿热，湿重热轻。脉数为热之象。综合四诊，患者为肾精亏虚，有太阳表证及阳明湿热。

遵循表里双解的原则，此患者偏于阳明与少阴而稍有太阳束表，方选葛根黄芩黄连汤加升麻清阳明湿热兼解表；六味地黄丸“三补”及枸杞子大补肾精；黄柏清相火；蔓荆子清利头目。

第四十五节　耳鸣2

处方实录

病人基本情况（李某某，男，54 岁，2020 年 6 月 9 日初诊。）

主诉：耳鸣3月余。

现病史：3月前无诱因出现耳鸣，嗡嗡作响，夜间加重，未予特殊治疗。现双耳耳鸣，嗡嗡作响，夜间加重，偶有烦躁，遇冷咳嗽，身力可，纳食可，偏热饮，眠差，耳鸣时难以入睡，二便调。脉滑。

辨证：肾精亏虚，阴虚火旺。

处方

紫苏10g　　黄芩6g　　炒白芍10g　　枳实15g

熟地黄5g　　炒白术15g　　茯苓12g　　干姜20g

五味子10g　　山萸肉10g　　黄柏9g　　仙灵脾15g

生龙骨30g　　生牡蛎30g　　炒酸枣仁10g

10剂，水煎服。

二诊：耳鸣程度明显减轻，持续时间减少。现纳眠正常，二便调，身力可，情绪改善。舌暗红，舌面光滑无苔，中有裂纹，脉数。

处方

紫苏10g　　黄芩6g　　炒白芍10g　　枳实15g

熟地黄5g　　炒白术15g　　茯苓12g　　桂枝10g

五味子10g　　山萸肉10g　　黄柏9g　　仙灵脾15g

生龙骨30g　　生牡蛎30g　　炒酸枣仁10g

16剂，水煎服。

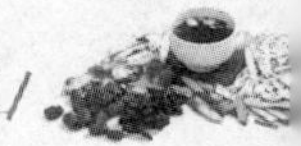

处方解读

患者长时间出现耳鸣现象，夜间尤甚，可知肾精亏虚，阴虚火旺。故用熟地黄补血养阴，填精益髓；生龙骨、生牡蛎镇静安神，收敛固涩；仙灵脾补益肝肾；黄芩、黄柏清热燥湿；炒白术与枳实行气和胃，调畅气机。又见遇冷咳嗽，是因胃冷肺虚，加干姜、五味子以培土生金。

第四十六节　腰背痛

处方实录

病人基本情况（曾某，男，44 岁，2020 年 5 月 8 日初诊。）

主诉：腰痛 1 年，背痛 3 天。

现病史：患者 1 年前无明显诱因出现晨起后腰痛，活动后稍有缓解，疼痛部位在腰部正中，呈空痛，服中药月余，腰痛有所缓解。3 天前服五子衍宗丸后出现背痛，部位在腰背部正中以及臀部，多出现于晨起，活动后缓解，后半夜夜间盗汗，健忘，右手肘窝处疼痛，不能持重物，胃部偶觉烧心反酸，夜间 10 点左侧牙痛，眠可，二便调。脉数。

辨证：太阳阳明合病。

处方

川楝子20g　黄芩9g　当归15g　炒白芍15g
炒白术15g　茯苓15g　泽泻30g　熟地黄15g
川芎30g　当归15g　黄柏10g　知母15g
炒酸枣仁10g　桑叶30g

10剂，水煎服。

二诊：症状改善。盗汗、反酸缓解，腰背疼痛减轻，牙痛较前改善，心烦，大便干，小便可。脉数。

处方

川楝子20g　黄芩9g　当归15g　炒白芍15g
茯苓15g　泽泻30g　熟地黄15g　川芎30g
当归15g　黄柏10g　知母15g　炒酸枣仁10g
桑叶30g

10剂，水煎服。

三诊：腰痛十分减八，盗汗明显缓解，左侧关节疼痛，劳累后明显，口干，空腹时有反酸，身力欠佳，心烦偶发，小便黄。脉数。

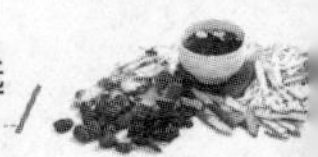

处方

川楝子20g	黄芩9g	当归15g	炒白芍15g
茯苓15g	泽泻30g	熟地黄15g	川芎30g
炒白术15g	当归15g	黄柏10g	知母15g
炒酸枣仁10g	桑叶30g	黄芪30g	

10剂，水煎服。

处方解读

《内经》云："腰者，肾之府，转摇不能，肾将惫矣"，劳则耗伤精气，故晨起后腰痛，活动后稍缓解；腰背部及臀部不适也符合足太阳膀胱经的循行路线；胃部偶觉烧心反酸，夜间10点左侧牙痛，是胃中不和、胃火循经上逆所致。诸症结合是为太阳阳明合病，治以疏风解表、清解胃热。

第四十七节　痹证1

处方实录

病人基本情况（梁某，男，2020年5月2日初诊。）

主诉：左侧肩臂疼痛半年余。

现病史：半年前车祸后出现左侧肩臂轻微疼痛，左手大拇指麻木，于当地医院治疗未好转，至某骨科医院治疗，予利多卡因和布地奈德后稍好转。现症见：左侧肩臂疼痛不适，左手拇指麻木，左上肢困重疼痛，心烦急躁，身力可，纳一般，无偏饮，口中和，眠可，二便可。脉滑。

辨证：气血两虚。

处方

川楝子9g	党参9g	当归10g	白芍10g
川芎15g	熟地黄15g	山萸肉10g	生山药10g
枸杞子10g	知母10g	薏苡仁10g	仙灵脾15g
桑枝30g	炙甘草10g	延胡索15g	

10剂，水煎服，苦酒为引。

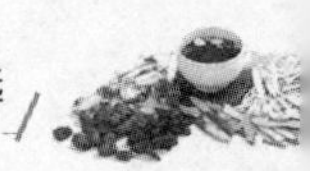

二诊： 服上方，肩痛减半，麻木减三分。现左侧颈肩困痛麻木，下午加重，休息后减轻，局部怕冷，怕风，无汗出，纳眠可，口中和，大便不成形，日行1次，频有便意，排之后缓解，小便正常。

处方

川楝子9g	党参9g	当归10g	白芍10g
川芎15g	熟地黄15g	山萸肉10g	生山药10g
枸杞子10g	知母10g	薏苡仁10g	仙灵脾15g
炙甘草10g	延胡索15g	炒白术15g	桂枝10g

10剂，水煎服。

处方解读

病人手指麻木，左上肢困重疼痛，此为痹证。经络痹阻，则气血不能输布濡养四肢，不荣则痛，故上肢困重疼痛。气血不足，肝不得肝血之濡养化而生风，肝风内动，则病人手指麻木不仁。故治当气血双补、养阴柔肝、息风止痛，并辅以健脾渗湿。

方中以熟地黄、当归、白芍、川芎四者组成“四物汤”补血活血，养血柔肝；再以仙灵脾祛风湿，党参健脾益气，薏苡仁健脾渗湿，三者相互补充，既可健脾益气，又可化湿祛痰，与四物汤合用一者补气一者补血，气血双补；后以熟地黄、山萸肉、生山药三者填精益髓补下焦肝肾之不足；用枸杞子滋补肝阴，养阴以柔肝；用川楝子解肝郁，延胡索理气活血；再以桑枝既可解肝气郁结又可祛风通络止痛，而“四物”又可防止桑枝、川楝子等理气活血药物伤津耗血；最后以苦酒为引，行气活血。

病人下午肩颈困重加剧，怕风，怕冷，此为阳气虚弱不能升发所致，下午阳气渐衰故而加重。以炒白术温补中焦阳气，再将微寒之桑枝在不变其通络止痛的功效下换为温通经络的桂枝，加强其温通之效。病人总觉有便意，当为下焦湿热所致，故而以升阳益胃、泌别清浊为主。

第四十八节　痹证2

处方实录

病人基本情况（刘某，男，51岁，2015年11月19日初诊。）

主诉：双膝疼痛1年。

现病史：患者1年前无明显诱因出现上下楼时双膝疼痛，有

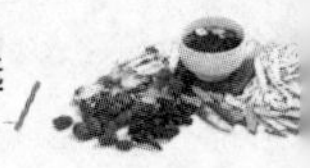

发热感，无肿胀，得暖舒，今测尿酸44 μmol/L，无心烦，口中和，身有力，纳眠可，无偏饮，二便调。舌红，苔黄腻，脉细。

辨证：湿热内蕴，阳气不还。

处方

苍术10g　黄柏10g　土茯苓30g　萆薢30g
生薏苡仁30g　杏仁10g　麻黄9g　乌药10g
海风藤15g　厚朴10g　炙甘草10g
10剂，水煎服。

二诊：服前方，双膝关节疼痛十减其三。以前上楼需扶栏杆，今已可不扶栏杆而行。身有力，心不烦。纳眠可，喜无偏嗜，口中和，大便稍干。自行服前方稍上火，鼻腔干燥疼痛。舌淡暗，苔黄腻，脉浮。

处方

苍术10g　黄柏10g　土茯苓30g　萆薢30g
生薏苡仁30g　杏仁10g　麻黄9g　乌药10g
海风藤15g　厚朴10g　炙甘草10g　柴胡10g
黄芩15g　麦冬15g　山慈姑12g
10剂，水煎服。

三诊：服前方后，双膝关节疼痛减轻五分，发热感已消失，鼻腔干燥疼痛基本缓解，夜间盗汗，身困乏力，心不烦，口苦，无偏饮，纳眠可，二便调。舌质暗红，苔黄腻，脉数。

处方

苍术10g	黄柏10g	土茯苓30g	萆薢30g
生薏苡仁30g	杏仁10g	乌药10g	海风藤15g
厚朴10g	炙甘草10g	柴胡10g	黄芩15g
麦冬15g	山慈姑12g	生地黄15g	桑枝60g
黄芪30g			

10剂，水煎服。

四诊：服上方，双膝关节仅下蹲时偶觉疼痛，双下肢遇热觉舒，夜间盗汗基本消失，纳眠可，二便调，身不畏寒。舌淡，苔白，脉缓。

处方

苍术10g	黄柏10g	土茯苓30g	萆薢30g
生薏苡仁30g	杏仁10g	乌药10g	海风藤15g
厚朴10g	炙甘草10g	柴胡10g	黄芩15g
麦冬15g	山慈姑12g	生地黄15g	桑枝60g
黄芪30g	土元15g	川牛膝15g	

10剂，水煎服。

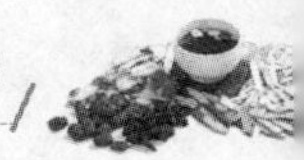

处方解读

患者仅上下楼时双膝疼痛，有发热感，但无肿胀，也无心烦，口中和，身有力，纳眠可，无偏饮，二便调，所以从症状上来看，病症表现得不太明显，这时候舌诊和脉象就显得尤为重要。舌红，苔黄腻，脉细，说明双膝疼痛并不是寒湿痹证，而是湿热痹证，是由湿热内蕴、阳气不还引起的。因此治用苍术、黄柏清热燥湿；土茯苓除湿，通利关节；萆薢利湿去浊、祛风除痹；生薏苡仁渗湿除痹；杏仁、麻黄味苦性温，皆入肺经；乌药行气止痛；海风藤除湿；厚朴芳香化湿；炙甘草甘缓，调和诸药。

第四十九节　不宁腿综合征

处方实录

病人基本情况（赵某，男，78 岁。）

主诉: 左侧肢体酸困不适 1 月余。

现病史：1月前无明显诱因出现左侧肢体酸困，呈游走性，活动后或转移注意力后不适缓解，夜眠中觉腿部不适明显。现心中烦，情绪可，身力可，纳可，无偏饮，口稍黏，不干不苦，眠差，二便调。舌质红，苔白厚腻，脉弦滑数。

既往史：膀胱癌术后，高血压20年，控制可。

辨证：肝肾阴亏。

处方

熟地黄15g	山萸肉15g	山药15g	枸杞子15g
制首乌15g	茯苓15g	黄柏10g	巴戟天10g
泽泻15g	香附15g	乌药15g	川牛膝15g
豨莶草30g			

10剂，水煎服。

二诊：服上方，腿部不适十减其七，夜间燥热，汗出不明显，遇冷物觉舒，7~8点、12~14点燥热明显，纳可，无偏饮，眠改善，身力可，心中烦减，口黏，便调。舌暗红，苔白腻，脉数。

处方

熟地黄15g	山萸肉15g	山药15g	枸杞子15g
制首乌15g	茯苓15g	黄柏10g	巴戟天10g
泽泻15g	香附15g	乌药15g	川牛膝15g

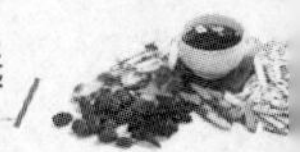

豨莶草30g	白芍15g	仙灵脾10g	生龙骨30g
生牡蛎30g			

10剂，水煎服。

三诊：服上方后下肢不适消失，夜眠改善，现 12~14 点易困乏，心烦难午睡，活动后减轻，纳可，大便困难，口中和。舌暗红，苔白腻，脉弦细数。

处方

熟地黄15g	山萸肉15g	山药15g	枸杞子15g
制首乌15g	茯苓15g	黄柏10g	巴戟天10g
泽泻15g	香附15g	乌药15g	川牛膝15g
豨莶草30g	白芍15g	仙灵脾10g	生龙骨30g
生牡蛎30g	黄连6g	肉桂1g	炒酸枣仁15g

10剂，水煎服。

四诊：服上方，1 年来腿酸未再发作，前日人参泡水服用后出现左腿酸困不适，21 点半后加重，坐立不宁，口干，白日可缓解。现纳可，偏温饮，眠可，乏力，情绪低落。舌暗红，苔白腻，脉数。

处方

熟地黄15g	山萸肉15g	山药15g	枸杞子15g
制首乌15g	黄柏10g	巴戟天10g	木香10g

香附15g　乌药15g　川牛膝15g　豨莶草30g

白芍15g　仙灵脾10g　生龙骨30g　生牡蛎30g

黄连6g　肉桂1g　炒酸枣仁15g

10剂，水煎服。

处方解读

该患者左侧肢体酸困，呈游走性，其象类风，夜间腿部不适明显，病在阴分，故病位在肝，病本在阴虚。该患者久病年高，肝肾阴亏于下，既不能濡养肌肉筋脉，又不能荣养肝体，肝失条达之性，不能助筋脉中气机布达通行，导致患者下肢酸困。肝郁日久，化火扰心则心烦眠差，木不疏土则口黏苔厚，治当补益肝肾、理气祛风。方用六味地黄汤加制首乌、枸杞子养肝肾之阴；香附、乌药行气达郁；牛膝、豨莶草祛风通络，又能引诸药入于肝肾；阴虚日久，往往由阴及阳，故用黄柏、巴戟天合二仙汤之义，补肾精、温肾阳、泻相火。全方合肝之性，有补有疏，使补阴不至滋腻，理气不至伤阴。二诊时患者明显好转，但出现夜间燥热，故加生龙骨、生牡蛎敛阴潜阳；加芍药，合甘草酸甘化阴，养血柔肝舒筋；仙灵脾味辛，祛风又能补益肝肾。三诊时患者12~14点心烦难入睡，该患者肾阴素虚，午时为心经运行时间，心火最旺，肾阴不能上济于心阳，心肾

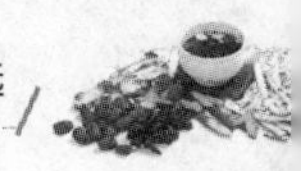

不交，故午时烦躁，用交泰丸加酸枣仁交通心肾，养心安神。四诊患者服用人参后症状再次出现，人参大补，壅滞气机，故加木香行气导滞，去茯苓、泽泻，使补阴之力更专。

第五十节　帕金森综合征

处方实录

病人基本情况（刘某某，女，2020 年 5 月 6 日初诊。）

主诉：左侧肢体僵硬，活动不利 3 年。

现病史：3 年前自觉左侧上下肢无力，活动不便，气短，未予重视。后上下肢僵硬、麻木，行动不便加重。赴某医院就医诊断为“帕金森综合征”，服药效果不明显。纳可，无口干、口苦、口渴，无偏寒温食，情绪低落，乏力，气短，心慌，入睡困难，上半身汗多，二便可。脉沉弦。

辨证：脾肾亏虚，气血不足，虚风内动。

处方

川楝子9g　　枳壳10g　　桂枝10g　　当归10g

熟地黄15g	山萸肉10g	生地黄10g	白芍10g
枸杞子10g	黄柏10g	桑叶10g	仙灵脾10g
黄芪60g	生龙骨30g	生牡蛎30g	炙甘草30g

10剂，水煎服。

二诊：服上方，眠较前好转。现左侧肢体活动不利，肌张力高，语言不利，身乏力，气短，心慌，上半身汗多，情绪低落，心烦急躁，纳可，无温凉偏好，大便可，小便急，口干，痰不多，色红、易咯，流涎。脉数。

处方

川楝子9g	当归10g	苍术10g	知母10g
熟地黄15g	山萸肉10g	生地黄10g	白芍10g
枸杞子10g	黄柏10g	桑叶10g	仙灵脾10g
黄芪60g	生龙骨30g	生牡蛎30g	炙甘草30g

21剂，水煎服。

三诊：服上方后症状较之前减轻，左侧肢体活动改善，睡眠改善，语言不利未见改善，左侧肢体皮肤不定时起疙瘩，自行消退，心慌减轻，伴有乏力，上半身汗多，下半身发冷，情绪低落，纳可，口干，口不苦，上嘴唇干，流涎，眠可，二便可。脉弦数。

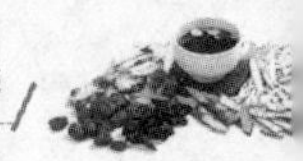

处方

川楝子9g	当归10g	苍术10g	知母10g
熟地黄15g	山萸肉10g	生地黄10g	白芍10g
枸杞子10g	黄柏10g	桑叶10g	仙灵脾10g
黄芪60g	生龙骨30g	生牡蛎30g	牵牛子10g
炙甘草30g			

21剂，水煎服。

四诊：服上方，睡眠进一步改善，但依旧言语不清，口干，流涎，乏力，左侧半身汗多，活动不利，下肢发冷疼痛，纳可，口渴，眠可，二便可。脉滑数。

处方

川楝子9g	苍术10g	知母10g	熟地黄15g
山萸肉10g	生地黄10g	白芍10g	枸杞子10g
黄柏10g	桑叶10g	仙灵脾10g	黄芪60g
生龙骨30g	生牡蛎30g	炙甘草30g	茯苓10g
半夏10g	厚朴10g	黄芩9g	

21剂，水煎服。

五诊：服上方眠改善，家人诉说面色较以前红润（之前色暗黑），左侧肢体行动不便如前。现左下肢膝关节以下发冷、胀紧、疼痛减轻，纳增，二便调，眠可。舌暗红，苔白腻，脉数。

处方

川楝子9g	苍术10g	知母10g	熟地黄15g
山萸肉10g	生地黄10g	白芍10g	枸杞子10g
黄柏10g	桑叶10g	仙灵脾10g	黄芪60g
生龙骨30g	生牡蛎30g	炙甘草30g	茯苓10g
半夏10g	厚朴10g	黄芩9g	葛根30g
牵牛子10g			

21剂，水煎服。

处方解读

王清任谓："项背反张、四肢抽搐、手足握固，乃气虚不固肢体也"，不选潜阳息风之法，用可保立苏汤治此证，补益脾肾，益气养血，而风息动止；痉、颤皆筋之病，筋之柔，赖气之温煦、血之濡润，阳气、阴血不足，筋脉失柔则为痉、为颤。案中患者之病即为脾肾亏虚，气血不足，虚风内动之证。气血不足，心失所养，则心慌；《内经》云："年过四十，而阴气自半"，肾主一身之阴，肾阴不充，子盗母气，肺肾俱亏，故表现出气短、乏力等症；肾主水藏精，五脏六腑之阴液赖肾水之滋补，肾水不足，无以上济于心，加之心血、心阴本已暗耗，阴不配阳而心阳独运，则见心烦；阴虚无以纳阳则入睡困难；胃

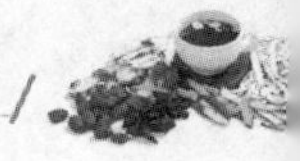

气虚不能固摄津液而使汗液大出则见汗多。脉沉为内有阴寒之象。乏力懒言、情绪低落等症，是因气机阻滞，相火郁而不宣，失去其宣散温通之功所致，非体质虚弱、气血亏虚之症状。

川楝子清肝中相火，黄柏清肾中相火；生地黄、熟地黄合用滋肝肾之阴；党参合炒白术益气健脾；熟地黄合山萸肉补肾阴，固肾气，而行主水之功；桑叶清肝肺之火；当归、芍药滋肝阴、养肝血；脉见弦象，有肝肾阴虚之象，故加枸杞子补益肝肾之阴；枳壳、炙甘草疏畅胸膈之气。

第五十一节　周围性神经病

处方实录

病人基本情况（曹某某，男，60岁，2019年6月9日初诊。）

主诉：双手麻木1月余。

现病史：1月前无明显诱因出现双手麻木，呈持续性，未治疗。现双手麻木，时头蒙，昏沉不清，纳可，无偏饮，口中和，大便可，小便黄，眠可，心不烦，情绪可，身力可。舌红少苔，脉缓。

既往史：高血压10年，服药控制可。

辨证：肝肾阴虚。

处方

熟地黄10g	山萸肉10g	生山药10g	枸杞子10g
炒白芍10g	当归10g	黄柏10g	桑寄生30g
天麻15g	黄芪30g		

30剂，水煎服。

二诊：服上方，手麻木十减其五，头蒙较前改善。现纳可，偏温饮，眠可，二便调，身力可，心中不烦。舌绛紫、中有裂纹，苔薄，脉浮滑。

处方

熟地黄10g	山萸肉10g	生山药10g	枸杞子10g
白芍10g	当归10g	黄柏10g	桑寄生30g
天麻15g	黄芪30g	炒白术15g	丹参10g

10剂，水煎服。

三诊：服上方，效可，手麻十减其八。现时有头蒙，双肩沉，身力可，纳可，眠可，口中和，情绪可，二便可。舌暗红，苔薄白，脉浮细。

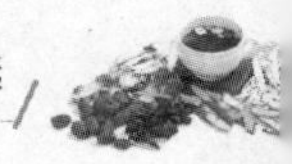

处方

熟地黄10g	山萸肉10g	生山药10g	枸杞子10g
炒白芍10g	当归10g	黄柏10g	桑寄生30g
天麻15g	黄芪30g	炒白术15g	丹参10g
鸡血藤15g	菊花12g		

30剂，水煎服。

四诊： 服上方之后，手麻症状消失。现头蒙、头昏沉，双肩时有疼痛不适，口不干苦，睡眠可，二便调。舌红苔少，脉数。

处方

柴胡10g	当归10g	炒白芍15g	熟地黄15g
山萸肉15g	麦冬15g	枸杞子15g	葛根40g
知母10g	巴戟天10g	天麻10g	仙灵脾10g
生龙骨30g	生牡蛎30g		

60剂，水煎服。

五诊： 前症皆除。现干咳半月余，白天重夜间轻，无胸闷、胸痛，易上火，身力可，纳可，偏热饮，口中和，眠可，情绪可，二便可。舌暗红，苔薄白，脉浮。

处方

黄柏30g	麦冬15g	炙紫菀15g	砂仁25g
炙甘草15g			

6剂，水煎服。

处方解读

熟地黄、山萸肉合桑寄生补益肝肾，合山药、白芍、枸杞子补养肝肾精血，以复涵养相火之职，兼行主水之功；黄柏泻相火之有余；天麻平肝息风止眩；桑寄生补肝肾、强筋骨；黄芪升气、补气,《医学衷中参西录》:“黄芪性温，味微甘，能补气，兼能升举气机，善治胸中大气下陷”，用黄芪以健脾益气升提，临床疗效显著。

第五十二节　面部疼痛

处方实录

病人基本情况（唐某某，女，58岁，2020年7月8日初诊。）

主诉: 左侧面部肌肉紧痛6年。

现病史: 患者于6年前无诱因出现面颊部肌肉紧痛，吸气困难，食凉时痛发，左侧头皮紧痛，心烦急躁，口干口苦，睡眠可，偏温饮，早醒，复睡可，二便调。脉滑。

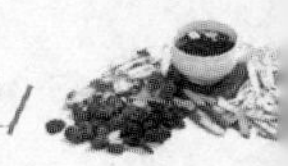

辨证：肝郁有热，肾阴不足。

处方

川楝子9g	黄芩9g	当归10g	炒白芍10g
麦冬15g	炒白术10g	茯苓10g	枸杞子15g
黄柏10g	知母10g	巴戟天10g	仙灵脾10g
黄山药10g	生龙骨10g	生牡蛎10g	炙甘草10g

10剂，水煎服。

二诊：服上方效可，面痛基本缓解。现疼痛时仅限于洗脸时发生，发生时头皮紧痛，心烦减，耳力可，口干口苦不黏，阵发性烘热汗出，无偏饮，眠可，二便可，脉滑数。

处方

川楝子9g	黄芩9g	当归10g	炒白芍10g
麦冬15g	炒白术10g	茯苓10g	枸杞子15g
黄柏10g	知母10g	巴戟天10g	仙灵脾10g
黄山药10g	生龙骨10g	生牡蛎10g	炙甘草10g
熟地黄15g	制首乌15g		

14剂，水煎服。

处方解读

患者主诉为面部肌肉紧痛，且有6年之久，食凉时痛发，初步诊断为面部痹证，多因气血虚又受风湿而成此病或由肝肾阴虚、阴虚火旺所致。吸气困难为胸中气机不利，故取炒白术补气，川楝子疏通胸中气机、清肝火；心烦急躁、口干口苦、早醒等为阴虚火旺之证，肝郁化火上犯面部及头皮，以炒白芍、麦冬、当归、枸杞子、黄山药滋阴补血，阴血充足，肝气则条达而不抑郁，相火则内敛而不升腾；脉滑为胃有内热之象，知母养阴清热，黄芩清泻肝火；脾主肌肉，肌肉紧痛多与脾胃不调有关，故以茯苓健脾祛湿安神、炙甘草和胃；生龙骨、生牡蛎重镇潜阳，发挥肝脏柔和条达之性，如此肝中相火不致妄动为害；仙灵脾、黄柏阴阳同调，合生龙骨、生牡蛎以燮理阴阳；巴戟天、仙灵脾等温润之品不似姜附二者燥热，可温阳散寒又可补益肝肾、滋阴补血。

第五十三节　不孕

处方实录

病人基本情况（张某某，女，24岁，已婚，2020年5月

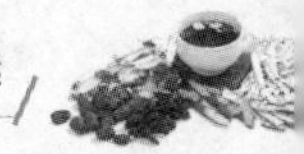

25日初诊。）

主诉：不孕1年半。

现病史：自结婚未避孕，1年半未孕。月经周期正常，经期5天，有血块，少腹隐痛，小腹冷，不能吃冷饮。月经前胸胁胀满，心烦，口不苦、不黏，冬季脚冰凉。神倦乏力，四肢困重，口渴，偏热饮，眠较差。脉滑。

辨证：肝气郁结，脾肾两虚。

处方

柴胡10g	黄芩9g	半夏15g	陈皮10g
茯苓15g	枳实10g	竹茹10g	炒山药30g
熟地黄15g	山萸肉15g	炒酸枣仁10g	当归10g
炒白芍15g	丹参10g	黄芪30g	

10剂，水煎服。

二诊：服用上方后精神状态好转，睡眠好转。小腹凉，心不烦，口不黏，身力增。口渴，偏热饮，二便调。

处方

柴胡10g	黄芩9g	半夏15g	陈皮10g
茯苓15g	枳实10g	竹茹10g	炒山药30g
熟地黄15g	山萸肉15g	炒酸枣仁10g	当归10g
炒白芍15g	丹参10g	黄芪30g	桑寄生15g

巴戟天15g			

6剂，水煎服。

三诊：服上方效可。现患者自诉脚底有明显温热感，月经期间血块减少，腹痛消失。月经前仍胸痛，小腹凉，纳可，眠可。口中和，二便可。口渴，喜热饮。脉缓滑。

处方

柴胡10g	黄芩9g	陈皮10g	吴茱萸6g
茯苓15g	枳实10g	竹茹10g	炒山药30g
熟地黄15g	山萸肉15g	炒酸枣仁10g	当归10g
炒白芍15g	丹参10g	黄芪30g	桑寄生30g
巴戟天15g			

6剂，水煎服。

处方解读

《济阴纲目》云："血者，……在男子则化为精，在妇人则上为乳汁下为月水"。脾为后天之本，气血生化之源，今口不黏，理应健脾为先。脾肾阳虚寒凝，血脉失于温通，则见经行小腹冷痛、有血块。患者见心烦，一则为患者性素急躁，肝气偏盛；另则在于肝藏血，体阴用阳，而患者肝气郁结，肝血亏虚，无以涵养肝气，则肝木过升无制而见木火内扰之证。综上，

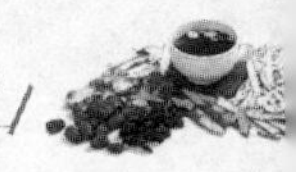

患者属肝气郁结，脾肾两虚。方中柴胡疏肝行气，并可引药入经；黄芩燥湿止血；半夏、陈皮二药合用健脾和胃，散降有序，相互促进，使脾气运，气机畅；山药补脾养胃，生津；熟地黄补血滋阴；丹参祛瘀止痛，活血通经，清心除烦；黄芪补气升阳、生津养血，合用炒酸枣仁宁心生津以安神。二诊症状好转，加桑寄生、巴戟天以温肾阳。三诊去半夏加吴茱萸、桑寄生以温经散寒止痛。

第五十四节　经期延长

处方实录

病人基本情况（贾某某，女，45 岁，已婚，2020 年 5月 13 日初诊。）

主诉： 经期延长 1 年余。

现病史： 患者 1 年余前出现经期延长，每次行经 15~20 天，后出现口唇、爪甲色淡，伴口干。曾就诊于当地某妇科医院，行妇科 B 超检查，结果示子宫内膜厚，达 13~15mm，建议子宫切除治疗，患者未同意手术治疗。近4月来出现眠浅易醒，醒后复睡困难。现症：经期延长，每次行经15~20天，口唇、爪甲色淡，伴口干，眠差，每日睡3~4小时，眠浅易醒，醒后复睡困难。纳一般，汗多，气短乏力，大便正常，1日1~2次。小便正常，无明显恶风恶寒，喜温食。脉滑。

辨证：心脾两虚。

处方

党参15g	黄芪30g	炒白术15g	茯神10g
炒酸枣仁10g	龙眼肉15g	熟地黄15g	山萸肉15g
枸杞子15g	黄柏10g	三七粉（冲服）5g	仙鹤草30g
炙甘草15g			

10剂，水煎服。

二诊：服上方，效可，睡眠时间较前增加约1小时。现症见：入睡可，睡眠较浅，易醒好转，睡眠时间为4~5小时，复睡困难。行经第7天服1次中药，月经即止。口稍干，唇色、爪甲色稍红润。纳一般，汗出正常，气短乏力较前好转，身力一般，大便正常，每天1~2次，小便正常，喜欢温食。脉滑数。

处方

党参15g	黄芪30g	炒白术15g	茯神10g
炒酸枣仁10g	龙眼肉15g	熟地黄15g	山萸肉15g

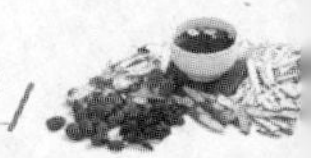

枸杞子15g　黄柏10g　制首乌15g　麦冬10g

炙甘草15g　知母20g　干姜10g

10剂，水煎服。

三诊：服上方效可，每天凌晨3点醒，醒后难以入眠，口干口渴，昨夜睡前和今天上午出现烘热汗出，心不烦，纳可，两目困倦，喜热饮。大便质稀，小便色黄。脉滑。

处方

熟地黄15g　山萸肉15g　山药12g　枸杞子15g

炒白术15g　炒白芍15g　干姜10g　黄柏10g

仙灵脾10g　知母50g　生龙骨30g　生牡蛎30g

炙甘草15g

10剂，水煎服。

四诊：服上方效可，每日约凌晨4点钟醒。现入眠可，早醒，复睡困难，口干口渴好转，自汗多，两目困倦，大便成形，1日1行，小便正常，纳可。腰痛，久坐久站，体位转换时发作。

处方

熟地黄15g　山萸肉15g　山药12g　枸杞子15g

炒白术15g　炒白芍15g　干姜10g　黄柏10g

仙灵脾10g　知母50g　黄芪30g　生龙骨30g

生牡蛎30g　　桑叶30g　　制首乌15g　　炒酸枣仁15g
代赭石30g　　炙甘草15g
10剂，水煎服。

五诊： 服上方效可，睡眠时间延长，汗出减少，约凌晨4点半醒。现症见：入眠可，早醒，无多梦，复睡难，口稍干渴，大便偏干，日行1~2次，小便偏黄，腰痛，久坐久站后发作，纳可，血压：182/109mmHg，心率：76次/分。现头痛，兼头蒙，恶心。脉滑。

处方

黄连10g　　黄芩15g　　炒白芍10g　　生地黄10g
麦冬15g　　枸杞子10g　　炒酸枣仁10g　　桑叶30g
浮小麦30g　　黄芪30g　　生龙骨30g　　生牡蛎30g
10剂，水煎服。

处方解读

患者经期延长，口干，口唇、爪甲色淡，原因有二。其一为肝虚不能收摄营气，使诸血失道妄行；其二为冲任损伤，不能制约经血。故以党参、熟地黄、三七、仙鹤草益气补血滋阴，散瘀收敛止血。素喜温饮，此因先天肾阳不足，失于充养，温煦无力所致。“阳入于阴则寐，阳出于阴则寤”，失眠一证，病

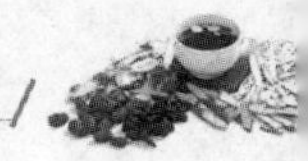

机虽繁，概括而言，阳不入阴之故。阳热亢盛，阴衰不藏皆可致阴阳失和而病。《素问·六节藏象论》说："肾者，主蛰，封藏之本，精之处也"。先天不足，肾精虚弱，或者房劳过度、耗伤肾精，或者年高肾虚、肾中水涸，均可导致肾阴亏虚，不能上奉于心。水火不济，心火旺盛，扰乱心神则致失眠。又见腰痛，此因肾阳不足，失于充养，温煦无力所致，故加入枸杞子补肝肾。

第五十五节　闭经

处方实录

病人基本情况（宁某某，女，31岁，2020年5月11日初诊。）

主诉：闭经3个月。

现病史：3个月未来月经。末次月经：2020年2月4日。平素月经量少，色正常，行经3~4天，无痛经。现周身乏力，头脑昏沉，发困，纳可，喜温饮，心烦，眠可多梦，早晨乏力，大小便正常。脉数。

既往史： 因压力大，2017年曾闭经，经治疗曾受孕顺产一男婴，已3岁。

辨证： 肾精不足，肝郁化火。

处方

柴胡10g　黄芩6g　当归20g　炒白芍15g
炒白术15g　茯苓12g　熟地黄15g　枸杞子15g
制首乌30g　巴戟天30g　黄芪30g　黄柏10g
菟丝子15g

14剂，水煎服。

二诊： 服上方，未行经。现症见：身乏力，上午困倦，纳可，口干咽干，口不苦，无痰，汗出正常，喜温饮，入眠可，多梦，服药后便溏，日行1次，便前有腹痛，小便正常。脉弦细数。

处方

柴胡10g　黄芩6g　当归20g　炒白芍15g
炒白术15g　茯苓12g　熟地黄15g　枸杞子15g
制首乌30g　巴戟天30g　黄芪30g　黄柏10g
菟丝子15g　黄芩10g　桂枝10g

14剂，水煎服。

三诊： 服上方后月经至，但因经期第1天家中有丧事，彻夜未眠而经止。继服上方，于6月6日有少量鲜红色分泌物，

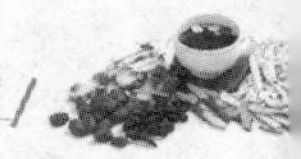

后来经至，行经时无腹痛、腰酸等不适，无白带。现症见：乏力，神疲，咽干，口干渴，口不苦，不欲饮，喜食温，食凉无不适，心烦急躁，纳可，眠欠佳，多梦，二便调。脉数。

处方

柴胡10g	黄芩6g	当归20g	炒白芍15g
炒白术15g	茯苓12g	熟地黄15g	枸杞子15g
制首乌30g	巴戟天30g	黄芪30g	黄柏10g
菟丝子15g	黄芩10g	桂枝10g	丹参30g

15剂，颗粒剂。

处方解读

该患者闭经，究其原因有二：一者脉道空虚而源竭，血海不能满溢；二者经脉之气受阻，经血迟滞，不能按期蓄注冲任。前者可责之于脾虚化源不足或肾虚精血乏源；后者可责之于气滞、血瘀、痰湿阻滞。心烦乃肝郁化火、气机郁滞之证。因此本病需从肝肾论治，从肾论治者，根据患者临床表现，饮食正常，口中和，中焦脾胃功能无损，此其一；李士材《病机沙篆》："血之源头在于肾，气血久虚，常须补肾益精以生血。"此其二。从肝论治者，叶天士曾提出："女子以肝为先天"，并进一步阐述了月经来潮与肝关系最为密切，故经闭多从肝调治，肝为藏血之脏，血虚则肝失所养，气机郁滞，故经期量少，此其一；该病主要发生于中年妇女，刘完素在《素问病机气宜保命集》中说：“妇人童幼天癸未行之间，皆属少阴；天癸既行，皆从厥阴论之”，此其二；女性善忧郁，怒则伤肝，《知医必读》：“五脏之病，肝气居多，而妇人尤甚”，此其三；晨起乏力，责之于湿，此其四。综上可从肝肾论治本病，其病机为肾精不足，肝郁化火。治法为滋养肾精，养血柔肝。女子以血为用，应注意补血当贯穿治疗始终。方中熟地黄补血滋阴，填精益髓；当归补血养肝，活血调经；制首乌补肝肾，益精血；黄芪补气升阳，生津养血；菟丝子补肾养肝；方加黄柏清热燥湿兼顾湿阻经络的一面。整方具有滋养肾精、养血柔肝兼化湿通络之功。二诊时已有疗效，但多梦未缓解加黄芩以清热泻火，又见便前有腹痛加桂枝温经通脉，助阳化气以缓解疼痛。三诊时既已显效。